U0252977

跟随医生科学减重

励丽 著

杨茜 著者助理

人民卫生出版社
·北京·

图书在版编目（CIP）数据

跟随医生科学减重 / 励丽著. —北京：人民卫生
出版社，2023.3 （2024.12重印）
ISBN 978-7-117-34422-7

I. ①跟… II. ①励… III. ①减肥－普及读物 IV.
①R161-49

中国国家版本馆 CIP 数据核字（2023）第 019573 号

跟随医生科学减重
Gensui Yisheng Kexue Jianzhong

策划编辑	周 宁　责任编辑　周 宁　书籍设计　尹 岩 笪 希
著　者	励 丽
出版发行	**人民卫生出版社**（中继线 010-59780011）
地　址	北京市朝阳区潘家园南里 19 号
邮　编	100021
E－mail	pmph @ pmph.com
购书热线	010-59787592　010-59787584　010-65264830
印　刷	北京顶佳世纪印刷有限公司
经　销	新华书店
开　本	710×1000　1/16　　印张:15　　插页:2
字　数	180 千字
版　次	2023 年 3 月第 1 版
印　次	2024 年12月第 4 次印刷
标准书号	ISBN 978-7-117-34422-7
定　价	68.00 元

打击盗版举报电话　010-59787491　　E-mail　WQ @ pmph.com
质量问题联系电话　010-59787234　　E-mail　zhiliang @ pmph.com
数字融合服务电话　4001118166　　　E-mail　zengzhi @ pmph.com

序

　　这个世界，充满了矛盾，但是唯独在一个问题上，几乎所有人都能达成共识，那就是减重。人们想尽了各种办法，穷尽了各种手段，日思夜想希望自己能瘦下去，轻起来。但是，又有几个人，真正懂得什么是减重呢？你现在的状况，到底需不需要减重呢？

　　我是一名搞科研的人，一直以来我对体重的要求，就是别太胖就行，哪怕十几年前得了糖尿病，也仅仅是遵医嘱，注意不去碰哪些食物，并没有想到其实我才是减重的刚需人群，体重与糖尿病之间有极其密切的联系。

　　直到一次偶遇，彻底改变了我。

　　2021年底，我和宁波市第一医院内分泌科兼慢病管理中心主任励丽主任医师同时参加宁波大学的一次会议。当她了解到我的糖尿病史时，鼓励我到她的诊室去做一次检查。实话实说，我是因为她的热情和善意不好意思推脱才去的。在接受励丽主任及其团队专业、全面、科学地评估与指导后，她告诉我，对于我的糖尿病，我超重了，如果我想治疗，就需要减重。她跟我解释体重与代谢性疾病的关联及体重管理的重要性，还给我详细解释了糖尿病"缓解"这一新的概念与干预技术。我是抱着试一试的想法，按照她的要求去做的。但是，经过她和她的团队一个疗程三个月的药物治疗和饮食、锻炼指导，不仅我的体重得到了有效管理，更重要的是，糖尿病及其相关指标明显好转，并且一直稳定。对我来说，减重不是锦上添花，而是雪中送炭。

通过我自己的经历，我深刻地意识到，体重不是一个小事，它直接与健康密切相连。我是一名"老糖友"，是一名有基础病的人，体重需要控制在什么范围内，用什么方法达到；对于没有基础病的普通人群，多少体重是健康的；对于想美爱美的女性，健美这个目标又如何达到？美固然重要，但是健康一定是在美之前的，有了健康，才具备了美的可能性。怎样才能既健康又美丽呢？

《跟随医生科学减重》这本书，会给你一个科学而有效的答案。

对爱美的人来说，对我这样有基础病的人来说，对那些对生活有美好期冀的人来说，都需要有一个恰当的体重，这不仅仅是一个美不美的问题，更是一个健康不健康的重大问题。健康中国，需要每个人是自己健康的第一责任人，公众需要真实、及时、可靠的疾病防治和健康保健的知识和技能。

当你闲暇时，当你定下体重目标时，希望你能读一读《跟随医生科学减重》。它能带着你抵达那个美好的目标。

陈剑平

中国工程院院士

宁波大学教授

2022 年 12 月 31 日

前　言

我是励丽，宁波市第一医院内分泌代谢科主任医师，一直从事代谢性疾病防治和体重管理工作。在25年有余的职业生涯中，我至少遇到过3 000多名肥胖者，他们有些是专程来减重的，有些则是因为其他疾病首诊后意识到同时需要减重。虽然不敢保证每个体重超标者都能达到目标体重，但我尽心尽力，也确实让很多人在减肥的道路上离梦想更近。

其实，从事"医学减重（减重指通过各种方法降低身体脂肪、水分甚至骨骼肌等，减重包括减肥。在本书中减重特指减轻体脂，与减肥意义等同）"并不是我当初学医的"初心"，但在工作若干年后能将"医学减重"当作自己的使命，是偶然也是必然——而当初决定打转向灯，竟是因为一位20多岁的青年。第一次见到这位青年时，身高180cm的他，体重已达160kg，因为重度肥胖伴随多种代谢紊乱，同时，他的左膝关节损坏严重，手术治疗后没多久，右膝关节又相继出现了问题。最后，他为了减轻体重，以及减少肥胖相关疾病，不得不选择了减重手术。

在这个过程中，我不仅深深体会到肥胖对健康的威胁，也深深体会到了作为医生的使命感：尽管已竭尽所能地临床治疗这些慢性疾病患者，但是他们依然要承受各种身体和精神上的折磨以及巨大的经济压力。现在人们的生活水平越来越好，健康意识较前有所提高，医疗技术也越来越发达，但为什么糖尿病、心脏病、高血压等慢性疾病的发病率却仍逐年攀升呢？尤其是对于肥胖症患者，如果不能帮助他们进行科学的体重管理，再好的药恐怕也无法逆转肥胖带来的代谢问题。

当代名医陆广莘曾说："上医治未病之病，谓之养生；中医治欲病之病，谓之保健；下医治已病之病，谓之医疗。"在这之前，我一直担当临床医生的角色，看病、开药、打针，把病治好就是我最大的目标。但在这件事之后，我的想法开始发生了改变。一个好的医生不仅应该善治已病之病，更应该防患于未然，将欲病之病扼杀在萌芽状态。既然肥胖与这么多慢性疾病密切相关，如果能帮助大家控制好体重，不就可以减少很多慢性疾病的发生吗？于是，我逐渐把自己的工作重心转移到了肥胖的治疗和相关慢性疾病的防控工作上。

后来，命运让我成为了医院基层服务指导科及慢病管理中心的负责人。从此，我不再只是一名临床大夫，同时是一名为人民群众提供全生命周期健康管理的医务工作者。在"医防融合"理念的指引下，我深刻体会到慢性疾病防治要以防为主。要做"生活方式病"（由不良生活方式引起的代谢性疾病）的一级预防，首先要做的就是体重管理，这也是成立多学科体重管理团队的初心。

2015年，我牵头成立了宁波首家公益性"减重俱乐部"，在体重管理工作中，我的另外一重身份——国家心理咨询师，在帮助我高效开展工作的同时也让我认识到，减重并非只是少吃多动这么简单，它与心理学的关系极其密切。比如，挖掘肥胖背后的深层次原因，对某些食物的喜爱可能与童年的经历有关；决定减重的动机可能决定了最后的成败；减重过程中难免会出现负面情绪，该如何应对；对食物产生依赖、暴饮暴食和厌食要怎样解决……这些都是减重过程中常常会碰到的问题。如果没有心理学的基础，我很难顺利帮助那些想减重的人们。

在这个观念的引导下，我带领团队首创体重管理的多学科干预模式，即以团队心理支持为基础，以临床诊治、医学营养、数字随访、生活方式重建为主要元素，联合内分泌科、运动骨科、营养科、心理科、睡眠呼吸科、中医科、胃肠外科的多学科体重管理模式。

在7年的时间里，我们帮助了2 800多位胖友，虽然曾有胖友坚持不了中途退出，但大部分胖友坚持了下来。截至2022年12月，这期间一共减重21 158.18kg，18周岁以下青少年儿童220人，共减重1 630.08kg。所有胖友中，减重50kg以上的有11人，减重30kg的有35人，减重20kg的有117人，减重10kg的有480人，成功受孕者64人，且体重维持情况较好。因此我们认为，是时候向更广泛的人群去推广该干预模式，使更多的人获益。

鉴于此，我萌生了写本书来谈谈怎样科学减重的念头，由衷地想把我们团队在不断实践中积累的减重经验分享给大家。即使是没有减重需求的人，也同样可以把这本书当作是塑造健康生活方式的"指导手册"。

这本"手册"从"我们到底需不需要减重"开始。毋庸置疑，肥胖确实会给我们的健康带来一系列的危害，保持合理的体重是减少许多慢性疾病的重要举措。但事实上也有很多人本身并不胖，却想要更瘦一点。当他们选择不恰当的方法达到目的并以瘦为荣时，就可能置健康于不顾。这是我们所不提倡的。因此，我会从健康的角度告诉大家：如何辨别"瘦胖子"？为什么有些人看上去比实际体重胖十斤？

什么情况下要找专业医生帮助减重?

在明确需要减重后，我们再来弄清楚肥胖的"来龙去脉"。为什么有的人吃得多却不胖；哪些生活习惯造就了肥胖；千金难买老来瘦，真的是越瘦越好吗；你的胖和他的胖是一样吗？这些问题在本书中都能找到答案。了解了肥胖的原因、认清市面上各种减重的方法、重新认识食物、与吃"化敌为友"后，自然就能掌握减重的秘密——减重的方法有很多，但是健康而有效的减重方法必然是能够执行和长期坚持的。另外，我在本书里也分享了一些令人惊喜的减重故事，希望大家能从他们的经历中获得一点启发和自信，少走弯路，莫轻言放弃。

"有善始者实繁，能克终者盖寡"。减重最难的就是"坚持"二字，希望这本书能够帮助您用健康和科学的方法在减重道路上坚持到底。

有志者事竟成！愿与您携手相约"科学减重"，共同开启健康旅程！

励丽

目　录

第六篇　那些减重成功的人是怎么做的

后记

附录

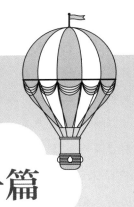

第一篇

我到底要不要减重

　　高能量低价位的食品、便捷的厨房设施、高效的物流运输和长时间伏案的职业，各种因素加在一起，使肥胖迅速成为现代生活方式的副产品。"社会越发达，人类越懒惰"，人类从以体力劳动为主的生存模式向着以脑力劳动为主进化。曾经，在那个缺衣少食的年代，人们认为胖是一种富态和福态；而现在，衣食无忧的我们需要重新认识肥胖，并科学对待。

丰衣足食，曾是几辈中国人为之奋斗的生活目标。社会经济飞速发展，城市化进程不断加速，不但助力我们的生活水平快速提高，也给我们的生活带来了极大的便利。与此同时，高能量低价位的食品、便捷的厨房设施、高效的物流运输和长时间伏案的职业，各种因素加在一起，使肥胖迅速成为现代生活方式的副产品。曾经，在那个吃不饱的年代，人们认为胖是一种富态和福态。而现在，当胖成为一种常态，非但没有带来福气，反而诱发了各种与肥胖密切相关的疾病，威胁着人们的健康！

　　肥胖症是由遗传、环境等各种复杂因素引起的一系列进食调控和能量代谢紊乱，使人体的能量摄入大于能量消耗，能量失衡，体内脂肪积聚过多，体重增加所致的一种常见营养代谢性疾病，通俗来讲就是脂肪太多了。世界卫生组织（WHO）也早已把单纯性肥胖列为十大慢性疾病之一。

一、肥胖离我们有多远

　　近十几年来，全球超重／肥胖的患病率以惊人的速度增长，并呈现快速蔓延的趋势。肥胖已成为全球性"流行病"。据 WHO 报道，2016 年，全球 18 岁以上的超重成人超过 19 亿，其中超过 6.5 亿人肥胖。肥胖人数占全球 70 多亿人口的近 1/10！《2022 年欧洲区域肥胖报告》显示，在欧洲区域，近 2/3 的成人和 1/3 的儿童超重或肥胖，并且比率仍在上升。报告指出，肥胖是该地区死亡和残疾的主要决定因素之一。40 年前我国超重或肥胖的人口比例并不高，但现今我们却发现有越来越多的人加入了超重或肥胖"大军"。目前，我国肥胖人数剧增，肥胖人数已超越美国，导致2型糖尿病、心脑血管疾病、肿瘤等慢性疾病高发，不但给个人、家庭及社会带来沉重的经济负担，还引发了一系列的身体、心理和社会问题。

不仅成人肥胖现状不容乐观，儿童肥胖也令人担忧。最新数据显示，近20年，儿童肥胖率一直呈增长趋势。我国6岁以下、6~17岁儿童青少年的超重肥胖率分别达到10.4%和19.0%，并且男孩的肥胖率明显高于女孩。若不采取有效的干预措施，这个数据还会继续上升。随着身边的"小胖墩"越来越多，各种"老年病"逐渐呈现出年轻化，甚至儿童化的趋势。超重儿童合并脂肪肝、高血糖、高尿酸的情况越来越常见。这也提示，成年人的肥胖及其并发症，其实有很多在儿童期甚至胎儿期就已经埋下了种子。肥胖，其实离我们并不遥远。

每一种与肥胖相关的疾病都在严重威胁着人类的健康，被脂肪层层包裹的身体让我们在健康道路上举步维艰。肥胖之所以比其他很多疾病更可怕，是因为它在悄无声息间一点点吞噬我们的健康甚至生命，这样的例子在生活中并不少见。

2019年春节前夕，年仅25岁的小武因为一场普通的感冒住进了医院的重症监护病房。身高180cm多的小伙子，入院时体重达170kg。由于多年重度肥胖，小武的重要脏器功能，尤其是心肺功能，都极其脆弱。医生不得不切开他的气管，用呼吸机为他维持生命。抢救期间，小武的病情持续加重，从肺部感染、严重酸中毒、高钾血症、感染性休克、反复消化道出血，到多器官（呼吸系统、循环系统、肾脏）功能衰竭……小武在重症监护室住了半个多月，最终没能逃过病魔，25岁的生命就此凋零。

为什么一个小小的普通感冒，就能夺走他年轻的生命？

由于长期肥胖，他身体的各个脏器早已不堪重负。同时，肥胖带来的并发症，如痛风、糖尿病、脂肪肝、睡眠呼吸暂停综合征等，又让病情雪上加霜。而感冒只是压垮他的最后一根稻草。

很多肥胖者认为，"我现在除了体重有点问题，其他的地方都很健康"。殊不知，那些看不见、摸不着的身体部位早已危机四伏。像小武这样的案例虽然比较极端，但却是真实发生的。正是因为肥胖一开始仅仅表现在体型上，让我们思想麻痹大意，忽略了它所带来的潜在却更巨大的危害。等到不得不重视时，身体往往因为肥胖已经出现了各种各样的问题。所以说，肥胖是健康的"隐形杀手"。

媒体常用"一胖毁所有"的夸张说法来形容肥胖带来的负面影响。从社会学角度，这样的评价过于狭隘、并不准确，但对于超重人群而言，在人体健康这一问题上，"瘦瘦更健康"却是一句大实话。

二、肥胖是"万病之源"

世界卫生组织（WHO）警告称，肥胖已成为导致人类死亡的主要风险之一，每年至少有 280 万人的死亡可归咎于超重或肥胖。肥胖几乎可以影响到身体各个器官、组织的功能，对全身各系统造成严重危害，尤其显著增加糖尿病、心脑血管疾病、肿瘤等疾病的发生率。

肥胖与糖尿病

科学家已经证实，肥胖，尤其是向心性肥胖，是 2 型糖尿病发病的独立危险因素。超过一半的 2 型糖尿病患者确诊时伴有超重或肥胖。

糖尿病的发病率随着体重和腰围的增加而增加。并且肥胖的时间越长，患糖尿病的概率就越大。肥胖和糖尿病就像是"一根藤上的两个瓜"。

由于人体内脂肪堆积，导致内脏脂肪增加，会造成胰岛素抵抗，出现高胰岛素血症，肌肉和其他组织对葡萄糖的利用率继而降低，一旦再多的胰岛素也不能维持正常血糖时，就会出现糖耐量减低，最后发展为糖尿病。目前认为，胰岛素抵抗不仅是肥胖和 2 型糖尿病的共同发病基础，更是贯穿这些代谢性疾病的共同病理生理基础。很多肥胖者在合并其他代谢性疾病之前，较长时间处于胰岛素抵抗阶段，但在这个阶段身体并无明显不适，因而往往被大家所忽略。再加上体检一般不会查空腹和餐后胰岛素，若仅查空腹血糖就会导致"漏诊"。所以，建议肥胖者体检时除检查血糖外，还应常规检查血胰岛素水平。

那么什么是胰岛素抵抗呢？胰岛素是胰腺分泌的一种激素，它是我们体内唯一能降低血糖的激素。比如，当我们吃了一大碗米饭，血糖会迅速上升，这时候就需要大量的胰岛素降低血糖。胰岛素像钥匙一样打开身体的细胞，使血液中的葡萄糖进入组织细胞，并在细胞中燃烧，为身体供能。如果这把钥匙失灵，"打不开细胞"，葡萄糖就会积聚在血液中，表现为外周组织尤其是肌肉、脂肪组织对葡萄糖的利用障碍。早期胰岛 β 细胞尚能代偿性地增加胰岛素分泌，尽全力将血糖控制在正常范围。但久而久之，胰岛细胞由于过度工作，其分泌胰岛素的功能逐步衰竭，血糖就会持续升高，从而导致糖耐量减低和糖尿病的发生。

肥胖导致脂肪肝

人体脂肪的过量储存引起肥胖，当脂肪过多沉积在肝脏时就会导致脂肪肝。脂肪肝和肥胖，尤其是向心性肥胖，就像一对"狐朋狗友"，经常同时存在。肝脏就好比一个大型加工厂，能把脂肪细胞送过来的"原材料"（脂肪酸）加工变成磷脂、胆固醇、甘油三酯等物质，然后甘油三酯会坐上"车"（载脂蛋白）进入血液。当肝内合成甘油三酯太多，载脂蛋白的工作量增加，到达工作极限时，甘油三酯只能淤积在肝脏，最终形成脂肪肝。此外，由于肥胖者体内胰岛素抵抗，过剩的葡萄糖不断刺激胰岛细胞分泌大量的胰岛素，肝脏在胰岛素的作用下，以葡萄糖和脂肪酸为原料合成大量的甘油三酯，因此发生高脂血症和脂肪肝，若任其进展，脂肪肝将演变成肝硬化。脂肪肝听上去是不是也很可怕？值得庆幸的是如果体重能降下来，早期脂肪肝是完全可以逆转的。

肥胖加重心脏负荷

肥胖除了诱发糖尿病外，也会引起血压的升高和心脏负荷的增加。研究表明，体重指数（body mass index，BMI）超过参考范围与冠心病发生风险密切相关；并且，在 BMI 相同的情况下，向心性肥胖程度越高，心血管疾病的死亡率和冠状动脉事件的发生率也越高。肥胖者的脂肪组织增加，毛细血管扩充，循环系统中的血液总量相对增加，作为人体"发动机"的心脏就只能更加拼命地工作。长期负担过重，使得心脏代偿性肥厚，血压升高。由于心脏的代偿能力，肥胖者早期或许还能跑能跳，血压也能维持在正常范围内，但弹性再强的皮筋经过长时间的拉扯也会失去弹性！所以，当心脏不堪重负时就会"罢工"，导致无法有效地射血，心脏本身供血不足诱发冠心病和心肌梗死，重者甚至出现心力衰竭。

肥胖易并发阻塞性睡眠呼吸暂停综合征

肥胖者的呼吸功能往往比正常人差。比如，稍微多走几步路或者上一层楼就会气喘吁吁，需要停下休息。肥胖者常见的并发症是阻塞性睡眠呼吸暂停综合征（obstructive sleep apnea syndrome，OSAS），即在睡眠过程中反复出现呼吸暂停。生活中，我们常观察到，脖子比较粗和肥胖的人在睡觉时容易打呼噜，有时打着打着呼噜声就停止了，感觉好像"没气了"，还甚至出现憋醒的情况，这就是 OSAS 的典型表现。除此之外，OSAS 还可表现为憋气、睡眠片段化、白天嗜睡、晨起头痛、口干舌燥、头晕乏力、记忆力减退和反应迟钝等症状。

睡眠呼吸暂停的发生与颈围有直接关系，脖子越粗，越容易发生。由于颈咽部堆积大量脂肪，使咽腔狭窄，睡眠时颈部和咽部周围的肌肉和脂肪松弛，出现"塌陷"现象，阻碍气流的经过，从而导致呼吸暂停和缺氧。严重的 OSAS 甚至会危及生命。所以，如果你也存在睡眠时打鼾、憋气和白天嗜睡等情况，一定要尽早去医院进行睡眠呼吸监测检查，早发现、早治疗。

肥胖可引起骨关节疾病

肥胖可能引起的骨关节疾病主要有三种：骨性关节炎、糖尿病性骨关节病和痛风性关节炎。其中发生最多、危害最大的是骨性关节炎。

在一定条件下，随着体重的升高，患骨关节炎的概率会大大增加，而且肥胖女性的骨关节炎发生率比肥胖男性要高。肥胖会增加关节的负荷，让膝关节两侧间隙受力不均，负重不平衡，从而使关节出现退行性病变。特别是老年肥胖者，如果劳损长期积累下来，就会使软骨出现硬化，从而发生骨关节炎。人体的各个承重关节都是骨关节炎的重灾区，如髋、膝、踝和腰椎等。而肥胖者本身运动不足，有了关节炎就更不敢动了，这样体重自然也就降不下来，于是形成一个恶性循环。

肥胖增加恶性肿瘤患病概率

肥胖和肿瘤怎么会扯上关系？事实上，肥胖与肿瘤发生之间的具体关系尚未完全阐明。目前认为，可能与肥胖引起的胰岛素抵抗、激素分泌失衡、炎症以及免疫功能下降等因素有关。

美国国家癌症研究所和世界癌症研究基金会更新了迄今为止关于生活方式和癌症预防最全面和权威的报告：超重和肥胖使至少12种癌症风险大大增加，其中包括"四大癌症"中的三种（乳腺癌、结直肠癌和前列腺癌）。2014年11月，《柳叶刀·肿瘤》杂志的一项对全球184个国家因癌症死亡人群做的统计分析的数据表明：2012年全球48.1万新增成人癌症病例（占所有新增病例3.6%）与高BMI相关（BMI是衡量身体肥胖程度最常用的指标）。

肥胖导致月经失调、不孕症

女性肥胖者的内分泌紊乱，最常引起的是多囊卵巢综合征（polycystic ovary syndrome，PCOS）。这是一种常见的生殖功能障碍与糖代谢异常并存的妇科内分泌疾病，是生育期女性不孕的重要原因。若出现月经稀发、闭经或不规则子宫出血，再符合下列2项中的1项，应怀疑PCOS：

（1）高雄激素临床表现或高雄激素血症；

（2）卵巢多囊样改变：超声提示一侧或双侧卵巢直径2~9mm的卵泡≥12个和/或卵巢体积≥10mL。需进一步检查明确。

PCOS 常表现为肥胖、多毛、痤疮、月经稀发（闭经）和不孕。由于胰岛素抵抗、高雄激素血症引起激素分泌紊乱，使得卵巢发生排卵功能障碍，导致排卵不规律，或同一时期同一卵巢中会长有多个卵泡，最终导致卵泡发育不良和没有成熟卵子排出，表现为月经周期异常和影响受孕。庆幸的是，研究发现，超重或肥胖的 PCOS 患者轻度体重减轻（5%～10%）即可使血清睾酮浓度下降，也可帮助恢复正常的排卵周期，并提高妊娠成功率。因此，生活方式干预，如减重，是 PCOS 的基础治疗。

肥胖对心理健康的影响

研究显示，肥胖者普遍自信心不足，容易焦虑和抑郁，而且肥胖者抑郁情绪发生的比例远高于普通人。我们常说的"心宽体胖"基本不存在，胖了心情反而会更差。

有些肥胖者身体不灵活，运动中易疲劳，安静时爱瞌睡，易受到身边人的排斥、嘲笑，进而逐渐变得孤僻，疏远别人，久而久之形成自卑、退缩的心理和行为上的障碍。这种不良的心理状态，潜在地影响其正常的身心健康，进而影响学业或事业。

"爱美之心，人皆有之"。有的肥胖者盲目减重，不顾身体健康，一味节食，体重控制有一定的效果后，再遇到美味佳肴时，就极容易放松警惕，吃的反而会比以前更多，甚至暴饮暴食。另外，尤其是青少年期及成年早期的女性减重的欲望太强烈，而对变胖表现出强烈的恐惧，对食物产生强烈的反感时，就可能会出现神经性厌食症。减重引发的体重变化问题也常常导致抑郁。很多人初期可以减掉部分体重，但是一旦停止努力就会反弹，此时就更不愿意再开始减，而在内疚、羞愧、自责的情绪中越减越肥。

三、人到中年为什么容易"发福"

俗话说"千金难买老来瘦",意思是到了老年,拥有一个精瘦的身体很不容易。这句话从侧面也反映出随着年龄的增长,尤其是到了中老年,长胖似乎是件理所当然的事。事实也确实如此,成年后肥胖发生率远高于未成年时期。研究显示,25 岁是发胖的一个"分水岭",25 岁以后肥胖率就开始飙升,在 45 ~ 74 岁时达到最高。生活中仔细观察一下周围的人,好像还真有不少大腹便便的中年人。多年以后和以前的同学相聚,最大的感触就是很多男士都明显"发福",似乎人到中年后,都难逃"发福"的"魔咒"。

虽然肥胖的发生和年龄关系密切,但并不是每个人都会随着年龄增长而体重增加,因为体重在很大程度上受到先天基因和后天饮食及运动生活方式等方面的影响。不过大多数人的亲身体会是一致的:随着年龄的增长,越来越容易长胖,而且体重也越来越难以减轻和保持。

与青年和中年时期相比,老年人身体功能还会出现不同程度的衰退,尤其是骨骼肌的丢失,这种与年龄相关的肌肉减少称为"生理性体重丢失",是身体衰老的标志。首先,随着年龄的增长,无论是男性和女性,体内的性激素水平都会发生变化。尤其是女性在围绝经期卵巢功能下降,雌激素分泌明显减少,而雌激素对心脑血管系统和脂肪蓄积有保护作用(这也是为什么女性在绝经期前发生心脑血管疾病的风险要小于男性,而绝经期后发病风险显著增加)。此外,雌激素对身体脂肪的堆积和分布也有很大的影响。绝经期后,女性开始同男性一样,脂肪更容易囤积在腹部,导致向心性肥胖。另一方面,年龄越大,男性的雄激素水平也会下降,而雄激素在调节脂肪分布、促进蛋白质合成和增强肌肉力量方面起重要作用。除了性激素外，人在衰老的过程中，脑垂体分泌的生长激素逐渐减少，使得蛋白质和肌肉合成减少，骨骼肌难以维持。这些因素综合起来，就会导致老年人出现四肢渐细、肚子渐肥的体型变化。

另外，随着年龄增加，机体细胞开始衰老，代谢能力下降，加上肌肉量减少，导致基础代谢率显著降低。50岁所需要的能量可能只有25岁时的90%，但如果吃的还是和25岁时一样多，也不规律运动和锻炼肌肉，消耗的能量减少了，自然就会长胖。随着年龄增长，脂肪的代谢速度也会发生变化。脂质周转变慢，脂肪细胞中脂肪被移除和储存的速率下降，导致体内积聚脂肪的能力高于消耗脂肪的能力。也就是说，即使没有比以前吃得更多或锻炼得更少，年老时也容易囤积更多的脂肪。

不仅如此，人到中年，事业处于上升和成熟时期，生活和工作压力都比较大，能自由支配的时间也大大减少，体力也随着年龄增加而减退，久坐不动可能是大部分中年人的工作常态。活动量下降、运动量减低也是造成中年"发福"的原因之一。若再加上平时不注意控制饮食，喝酒、交际应酬比较多，就更容易发胖了。

可虽说"千金难买老来瘦"，但并不意味着越瘦越长寿。老年人本身容易肌肉流失，太瘦容易出现身体免疫力下降、骨质疏松、营养不良、体质虚弱等问题。一旦生病或受伤，偏瘦的老年人的抵抗力和耐受性较低，治疗效果也相应会受影响。相反，近年来研究显示，老年人稍微胖一点可能更长寿。美国最新发表的一项以弗雷明汉（Framingham）心脏研究为基础的研究表明，与在整个成年期间保持正常体重的人相比，在31岁时体重正常并在成年中期或以后逐渐超重的人的死亡风险最低。换句话说，如果年轻时体重正常，并且成年以后体重都平缓地适当增加，那么如果退休后体重适当超重，反而长寿的概率更高。同时，研究还表明，体重一直超重，直到晚年才开始减重的人群预期寿命最低。老年人身体过瘦会导致抵抗力下降，增加死亡风险。由此可见，对老年人来说，在健康体重范围内保持稍高一点的体重更有益于健康。因此，老年人群的体重标准也就不能参照成年人的超重和肥胖标准（成年人 BMI 正常范围为 $18.5\sim23.9\mathrm{kg/m^2}$，BMI $< 18.5\mathrm{kg/m^2}$ 为消瘦，BMI $\geqslant 24\mathrm{kg/m^2}$ 为超重，BMI $\geqslant 28\mathrm{kg/m^2}$ 为肥胖）。从降低营养不良和死亡风险的角度考虑，老年人的 BMI 在 $20.0\sim26.9\mathrm{kg/m^2}$ 之间比较合适。需要强调的是，尽管老年人的 BMI 范围放宽了，但不能忽略人体成分的变化。有些老年人体重虽然超重，但超的却是内脏脂肪而不是肌肉。可见，老年人减体重应注重减脂肪而不是减肌肉，如果盲目追求"老来瘦"，很可能会因营养不良而患上"肌肉减少症（sarcopenia）"。

如何打破中年"发福"的"魔咒"，做到防患于未然，预防老年肌肉衰减，会在后面的健康减重篇章中讲到。

四、中国人为什么"胖不起"

在回答这个"伤心"的问题之前，我们先来看一下我国和欧美国家的超重及肥胖标准。

WHO 自 1995 年以来一直推荐使用 BMI 临界点 $25\mathrm{kg/m^2}$ 和 $30\mathrm{kg/m^2}$ 作为成人超重和肥胖的诊断标准。但是，这个标准是针对白色人种，即欧美国家人群制定的，并不适用于亚洲人群。2002 年，WHO 的专家针对亚太地区人群的体脂及与肥胖有关疾病的特点提出了亚洲成人的 BMI 临界点，即 BMI 在 23.0~24.9kg/m² 时视为肥胖前期，≥ 25kg/m² 视为肥胖，并建议各个国家制定本国人群的 BMI 标准。前面提到过，我国目前诊断超重的 BMI 临界点为 24kg/m²，肥胖为 28kg/m²。再来看看腰围的标准，WHO 规定欧美国家以腰围男性≥ 102cm、女性≥ 88cm 作为向心性肥胖的标准，而我国的向心性肥胖标准为男性腰围≥ 90cm、女性≥ 85cm。

看到这里或许有人会说，这很容易理解啊，亚洲人个头普遍较欧美人偏小，比起他们，我们细胳膊细腿，标准当然会低一些。的确，由于人种差异，欧美人较亚洲人骨架更大，肌肉也比较发达，这也与不同地区的饮食生活习惯和审美有关。但 BMI 在计算时已经消除了身高的差异，因此人种的体格差异并不是最主要的原因，最主要的原因是脂肪的含量和分布特性决定了亚洲人在较低的 BMI 水平时已经存在较高的心血管疾病发病风险。既往许多研究已证实，与白人相比，即使在较低的 BMI 或较低的腰围值下，亚洲人也更容易患上与肥胖相关的疾病（糖尿病和／或心血管疾病）。

人体在储存脂肪时，首选浅表皮下脂肪（集中在下半身），次选深部皮下脂肪（集中在上半身）及内脏脂肪。脂肪的分布不仅受年龄、性别的影响，人种差异也较大。亚洲人的皮下脂肪存储空间比白人小，体重增加时，皮下脂肪储存空间先用完，继而只能更多地储存于内脏周围和脂肪异位沉积，亚洲人比白人更容易囤积内脏脂肪，形成苹果型身材。所以，尽管亚洲人的 BMI 相对较低，但体脂含量比欧美人高，且脂肪大多囤积于腰腹部，向心性肥胖的比例远高于欧美人，导致患 2 型糖尿病、心血管疾病或因肥胖而死亡的风险更高。再加上由于东亚人的骨骼和肌肉量比较低，部分人没有运动的习惯，一旦胖起来，增加的部分基本都是脂肪，稍微胖起来后显得圆润柔和，缺乏视觉上的冲击力，难以引起人们的警惕。所以，常常也会听到很多"瘦子"说为什么我不胖也会有脂肪肝和高血脂？可能他或她恰巧就是"伪瘦"或者"隐形胖"。

越来越多的证据表明，亚洲人在较低 BMI 的情况下比白人更容易患糖尿病。WHO 专家曾提出将 BMI 的临界值为 $27.5kg/m^2$ 用于南亚和中国人群，以提醒中国人更早地关注体重以预防肥胖相关疾病（如 2 型糖尿病）。并且，2021 年的一项大型研究结果显示，BMI 达到 $30kg/m^2$ 的白色人种人群的糖尿病患病率与 BMI 为 $26.9kg/m^2$ 的中国人是相同的，而且这个现象在去除社会经济地位和吸烟状况的干扰后依然存在，这也就解释了为什么中国人更不耐胖。尽管没有达到超重，BMI 处于正常高值的人群患糖尿病的风险也明显高于正常人。这种现象在东亚最为明显，可以说东亚人群是名副其实的"易糖体质"。因此，根据 BMI 评估肥胖程度的"一刀切"做法已经不适用于当前各国的实际情况。

针对这一问题，研究人员也进行了相关研究，最新的研究结果发表在《柳叶刀》上。结果显示，包括中国人在内的东亚人群，其健康的 BMI 上限应低于当前规定的正常值上限！糖尿病筛查的最佳 BMI 阈值从东亚、南亚和东南亚男性的 $23.8kg/m^2$ 到中东、北非以及拉丁美洲和加勒比地区女性的 $28.3kg/m^2$ 不等。

根据米尔肯研究所（Milken Institute）的最新报告，肥胖和超重造成的美国经济负担已超过 1.5 万亿美元，相当于美国 GDP 的 9.3%。而据我国学者报告，2000 年由肥胖带来的间接费用接近当年我国国民生产总值的 4%，到 2025 年，该数字将超过 8%；2000 年治疗肥胖和超重的总费用为 490 亿美元，到 2025 年，该数字预计将达到 1 120 亿美元；2000 年由肥胖所致的生产力损失约 43 亿美元，到

2025年，该数字将增加至 106 亿美元。这些庞大的数字似乎离我们还很遥远，但实际上却与每一个人息息相关。虽说不能凭一己之力扭转当前的局面，但我们完全可以从改变自身做起，不为这些可怕的数字"添砖加瓦"！

五、去医院减重的常为哪些人

在生活中，有越来越多的人意识到肥胖的危害，并希望减重。但减重不仅仅是少吃多运动这么简单。少吃，吃多少，吃什么；多运动，怎么掌握运动量，又怎么选择适合自己的运动，不仅关系个人切身利益、生活状态，而且对于医学来说，也是一个不断更新的健康课题。

在我的诊室里，与减重有关的一般有以下几类人群。

第一种，拥有"将军肚"的年轻或者中年男士。人还没有进屋，将军肚已到门口，可以说是"未见其人，先见其肚"。这类人群常常有一些共同的特点，比如，稍微活动就会满头大汗，晚上睡觉鼾声如雷，有的还会膝关节疼痛。他们多半工作比较忙，应酬比较多，饮食不规律，并且极少运动，检查会发现存在脂肪肝、高血压、高血脂、高尿酸、糖耐量减低等问题。

25 岁的小李刚刚毕业参加工作，由于上夜班，并且需要长时间面对电脑，工作压力大，睡眠质量也不高。三餐不规律，也不太注重营养搭配，运动量几乎为零。因此他迅速增胖，180cm 的个子，体重达 128kg，体检结果提示血脂、血糖超标，且逐年增高，有一年竟然有个肿瘤指标也偏高了。于是他开始意识到自己的健康问题，尝试通过运动和控制饮食减轻体重，刚开始体重有所降低，但后来慢慢地又反弹回到了减重最初的状态。肥胖给小李的生活也带来了不小的负面影响。上楼梯是他最讨厌的事情。此外，脖子较粗，晚上睡觉打鼾很厉害，严重影响了睡眠质量，白天上班困乏，运动也力不从心。生活中，旁人要求他自己锻炼和减重的劝告更让他不胜其烦。

"励医生，我知道太胖了不好，但是让我控制饮食，这个不能吃，那个不能吃，什么太油、太咸的不能吃，那样生活岂不是就没什么乐趣了？"

"减重并不是节食，也不只是靠饮食，在多学科团队的帮助下，掌握好科学健康的减重方法，多方位管理，照样可以吃饱了再减。"

减重俱乐部的营养师根据小李的饮食和生活习惯，分阶段制定了切实可行的饮食计划。运动师结合他的心肺耐力评估结果，建议他初期先尝试进行一些低强度的运动，然后循序渐进，逐渐增加运动量。另外，由于小李存在重度睡眠呼吸暂停，夜间睡眠缺氧，我们建议他同时采取呼吸机治疗。减重第一个月，小李腰围减少了 7cm，体重下降了 4.5kg，关键是减掉的都是脂肪，肌肉反而增加了 0.4kg。由于睡眠质量得到改善，白天工作也更有精力了。第一次尝到减重的"甜头"后，他也对减重更有信心了。最后，在将近一年的时间里，小李减去了 20 多千克！尽管离目标还有一段距离，但用他的话说"我从大胖子变成了个小胖子，也从病人变成了健康人"。

第二种，育龄期女性。她们最开始来医院求助医生的目的往往不是为了减重，而是因为月经失调或者闭经。这类人群的共同点是：多毛，比如上唇、下颌、胸、背部处的毫毛增粗、增多，同时脸上会长痘痘，有些女生甚至还会出现"皮肤变黑"，即颈背部、腋下、乳房下和腹股沟等处的皮肤褶皱部位出现灰褐色色素沉着。检查发现她们体内雄激素水平普遍升高，出现卵巢增大和排卵障碍。当然，最大的共同点还是体型偏胖，一些人诊断为 PCOS。

雷女士第一次来我门诊就诊时，她天生的好皮肤都把我们惊艳到了，但量腰围时，几条浅浅的紫色肥胖纹在雪白的肌肤上却格外显眼。从皮肤的光洁度来看，并不符合典型的多囊卵巢综合征。雷女士说："正因为白里透红的皮肤让家人都认为现状很好，不赞成我减肥，怕会面黄肌瘦，就这样胖胖的很健康。"可就是这么"胖胖的很健康"一句话，让雷女士在婚后饮食"肆无忌惮"，经常点外卖，甜点和饮料更是每天必备，回家则变身为窝在电视机前的"沙发土豆"。三年来体重悄悄增加了 10kg，这也没有引起她的重视，直到多年未孕，月经紊乱、闭经，不得已才来医院就诊。经检查后发现雷女士患了多囊卵巢综合征。在进行个性化指导、多学科的干预后，雷女士的月经逐渐规律，但是初期体重下降缓慢，她时常有放弃的念头，好在团队及时跟她沟通，宣传健康的生活理念，耐心帮助她逐渐养成健康的生活习惯，终于使她坚定下来，决定继续为了自己而努力。最终她减去了 7kg，并成功自然受孕。她也并没有如家人所说的，因减重而面黄肌瘦，皮肤依旧健康亮白，一扫之前的油光。

第三种，"三高"人群，准确来说应该是"四高"——高血压、高血脂、高尿酸和高血糖。这类人中年龄较大者居多，年轻人也不少，无论男性还是女性，共同点还是肥胖，尤以向心性肥胖为主。不过往往已经发展到以解决"四高"为主要的就诊诉求。

尹阿姨是一位退休职工，年龄 60 岁。第一次来医院是因为一次"小中风"，住院的时候又查出来有糖尿病和高血脂，后来就成为我们门诊的"常客"。尹阿姨是典型的"苹果型"身材，因为年纪大，肚子上的肉已经有些松弛，看上去就像腹部套了一个"游泳圈"，而她的四肢却非常纤细。当时她的血糖非常高，我建议使用胰岛素治疗，但是她非常抵触用胰岛素，认为一旦用上以后就要一辈子打针。好在经过耐心沟通，跟她解释，胰岛素只是暂时使用一段时间，等血糖控制稳定后就可以改用口服药，同时也告诉她"如果把肚子上的赘肉减掉一些，血糖也会好很多，再加上好好控制饮食，加强锻炼，增加肌肉，就可以用最少的药控制住血糖"。尹阿姨最终接受了我的建议，并开始主动了解健康和营养方面的知识，最重要的是，从来没有运动习惯的她加入了广场舞大军，养成每天晚餐后运动的好习惯。尹阿姨说："现在的我比退休前的状态还要好"。后来，出于对我们的感谢以及想要帮助更多人，退休在家的她加入了我们医院的志愿者队伍，并年年被评为"优秀志愿者"。现在的她，只需要两种口服药就能把血糖控制到理想状态，同时也和我们一起积极奋斗在体重管理的第一线。

第四种，不需要减重，但错误进行减重的人群。这类人群往往以年轻姑娘为主，她们常常直截了当地问："医生，我想减重，你能告诉我到底吃什么可以减重吗？"她们看上去明明并不胖，甚至可以说身材很标准，但还是会说，"我经常控制不住想吃东西，要么吃得很撑，要么饿着不吃，体重反反复复，波动很大，感觉身体也越来越差了"。

花季少女小唐是一名口腔科护士，第一次到我门诊咨询时，我有些好奇她是来看什么的。没想到她有些害羞地说："励医生，听朋友说你这里减重效果很好，我也想减重。"测量了她的身高和体重后（身高165cm，体重57.5kg，腰围73cm），我反问道："你的体重并没有超标，完全不需要再减，你为什么想要减肥呢？"

"我觉得我现在还是太胖了，朋友们都说我看上去有60kg，我想要再瘦点，到52~53kg左右最好，这样看上去更苗条更漂亮。我之前也尝试了很多方法，控制饮食，不吃晚餐，还有坚持锻炼，每天坚持去健身房，体重下降了差不多 4kg，但是后来又慢慢反弹回去了，反而比之前更胖了。来来回回折腾了好几次，体重没下降，身体倒越来越差了，这一年感冒都好多次了。"像这样的情况，我一般会建议她们树立正确的"健康观"，不要被体重秤上的数字"绑架"。身心健康，体态良好，能很好地融入社会，平衡工作与生活，这才是内外兼修的美。

像小唐这样的女孩子不在少数，但还有更严重的，就是直接急诊送入院的病人。有的患者入院时病情已经比较严重了，如合并肝功能异常、白蛋白降低、电解质紊乱、贫血、水肿等并发症，甚至有些患者出现昏迷，病情严重需要抢救。这类病人往往是在校的初高中生或者大学生，且几乎都是女生。由于长期节食，或是使用一些所谓的"减肥产品""减肥药"，最终导致健康受损。

24 岁的小晴因发热来我门诊就诊，查胸部 CT 发现：两肺少许炎症，双侧胸腔积液，胆囊结石。此外，血化验检查显示肝功能异常、白蛋白降低、尿酸高、电解质紊乱、贫血……年纪轻轻为何出现这么多合并症？

经过了解后得知，小晴自幼性格内向，年幼时期体重较大，最胖时体重达 120kg！高中时开始下决心减重，通过反复节食加上疯狂运动，长时间服用一些"减肥茶"和所谓的"便秘丸"，期间也有过暴饮暴食和催吐史，体重像过山车一样起起伏伏。大学毕业时，她狠下心来一年减掉 100 多斤，身高 170cm 的她最瘦时只有 54kg。毕业工作后，小晴的体重逐渐回升，于是她又开始了节食减重，后来出现月经不规律，直至最后闭经，还没有引起她的重视。由于吃的太少，尿量减少，到当地医院予利尿药治疗。使用利尿药后，小晴的体重便蹭蹭蹭地下降，尝到"甜头"后，她就自行在网上买利尿药以"维持体重"，剂量最多时一天使用了 48 粒，直到身体出现上述状况才紧急就医。

来院时她已存在严重营养不良，白蛋白显著降低，出现胸腔积液和全身水肿。经过一段时间的住院治疗后，小晴水肿消退，各项指标也逐渐好转。心理医生对她进行了疏导和药物治疗，同时，我们减重团队也为其制订了一套个体化的减重方案。经过大半年的干预后，目前小晴的心理状况比较平稳，也停用了药物，体重稳定在 66kg 左右。有一次我看到她朋友圈是这样写的："终于明白了变瘦不是健康、快乐和值得被爱的唯一方法"，配图是她大大的微笑，我给她点了个赞。

快速达到自己的理想体重可以说是所有肥胖者减重的共同愿望，但是如果没有健康的身体，所谓的减重也就变得毫无意义。小唐和小晴正是如此，一味追求低体重，而忽略了不正确的减重方法给自己身体带来的损害。信息爆炸的时代，大家可能也从一些途径了解到，现在临床上一些治疗糖尿病的口服药物和针剂在帮助控制血糖的同时也有一定的减重效果。于是，有一些女孩子挂号到我的门诊，一上来就说："医生，我要配减重针！"我对此哭笑不得，人们去医院看病吃药之前往往都会关注药物的副作用，但是为什么到了减重这儿，就变得如此随心所欲、胆大包天。人人喊瘦的时代，却很少有人知道，错误减重的风险是牺牲健康甚至生命！它会导致严重的精神疾病——"神经性厌食症""神经性贪食症"，这类疾病的患病人数近年来明显增加，而且死亡率较高，但是却没有引起大家足够的重视。所以，在阅读这本书的时候，希望大家能够重新认真地问问自己：我究竟为什么要减重？

六、我到底胖不胖

肥胖确实会带来很多健康问题。在门诊，我们也经常遇到比较棘手的两个问题，就是有必要减重的不来看门诊、不配合医生的治疗，而没有必要减重的却总要求医生进行减重指导。对于前者，一些提高患者依从性的办法这些年逐渐被摸索出来；而对于后者，也有一些经验能够帮助其改善对自身体重与健康之间关系的认知。

来减重门诊的人中，有很多人本身并不胖，却拼命想要瘦一点，再瘦一点。当体重偏轻的人以瘦为荣，就可能置健康于不顾。他们常常会坚持自己认为理所当然的想法，并严格执行"少吃多动"的减重箴言，或是听信一些商家的广告宣传，殊不知其实走向了另一个极端。

事实上，这些人中的很大一部分并不需要这么"残忍"地折磨自己，因为她们其实并不胖，尤其是一些女生为了让自己更加苗条、更加接近大众眼中的"完美身材"，盲目地减重，毁坏了自己的身体健康，反而得不偿失。

从大众审美的角度，自古环肥燕瘦，各有千秋。现如今，与其说追求"以瘦为美"，不如说我们的生活早已被追逐利益的商家们不遗余力推送的广告信息所包围。所以，减重是为了迎合所谓的大众审美或取悦他人，还是为了自身的健康？是真的胖到危害健康而需要减肥，还是只是想让自己更瘦一点，再瘦一点，看上去更"上镜"一点？

评估自身的肥胖程度

减重的前提当然是因为体重与体型需要改变，那到底怎样才算超重，超重多少属于肥胖呢？减重前要做的第一件事就是科学地评估自己身体的肥胖程度。

BMI 是判断超重和肥胖的最常用、最简便的指标，计算公式为体重（kg）除以身高的平方（m²）。我国成年人 BMI 的标准为：BMI < 18.5kg/m² 为消瘦，18.5～23.9kg/m² 为体重正常，24～27.9kg/m² 为超重，28kg/m² 及以上为肥胖（表 1-1），看看你在哪一类？

表 1-1 中国成人超重和肥胖的 BMI 和腰围界限值与相关疾病*危险的关系

分类	体重指数（kg/m²）	腰围（cm）		
		男：<85	女：85～95	男：≥ 95
		女：<80	女：80～90	男：≥ 90
体重过低**	< 18.5	—	—	—
正常	18.5～23.9	—	增加	高
超重	24.0～27.9	增加	高	极高
肥胖	≥ 28.0	高	极高	极高

*相关疾病指高血压、糖尿病、血脂异常和危险因素聚集。

**体重过低可能预示有其他健康问题。

引自：中国营养学会肥胖防控分会，中国营养学会临床营养分会，中华预防医学会行为健康分会，等.中国居民肥胖防治专家共识.中华流行病学杂志 [J].2022,43(5):609-626.

BMI 这个标准化指标工具能消除不同身高对体重的影响，较好地反映公众群体的肥胖程度。但是不管男女老少，统统采用 BMI 一刀切来判断肥胖显然不够精确，因为它并未考虑人体的骨密度、肌肉质量和脂肪的比例、性别差异以及随着年龄的增长带来的身体差异。也就是说，BMI并不适用于所有人，例如儿童、青少年、老年人、孕妇和哺乳期女性。许多男性，尤其是运动员，BMI超过25kg/m²，这主要是因为他们的肌肉含量较高，而不是脂肪含量较高，毕竟1kg肌肉的体积可比1kg脂肪的体积要小得多。另外，人体的骨量和肌肉会随年龄的增长而减少，同时脂肪含量会慢慢增多，且倾向于贮存在腹部。因此，尽管BMI相同，70岁的老年人看上去要比30岁的青壮年显得臃肿得多。总而言之，BMI不能作为诊断肥胖的唯一标准，只能作为一种参考方法。所以，对于一些特定的群体，不能单纯依靠BMI来确定肥胖程度，还应结合腰围和体脂含量测定才更为准确。

那么，到底怎样才能全面地评判自己是不是肥胖呢？

身型决定了你的健康

有一种胖，用人们调侃的话来说，叫"该胖的地方不胖，不该胖的地方胖"。虽说都是胖，但胖和胖还真不完全一样，有的人是腿粗，有的人是肚子大。根据脂肪的分布，我们常将肥胖分为两种——中心型肥胖和周围型肥胖。

中心型肥胖，即我们常说的"苹果型肥胖"，脂肪主要分布在腹部和腰部，所以也叫向心性肥胖。这种类型一般是四肢脂肪含量相对较少，内脏脂肪比例较高，腰腹浑圆，腰臀比（WHR，即腰围和臀围的比值）增加。女性犹如身怀六甲，男性常表现为"啤酒肚"。判断方式很简单，只需要一把软尺测量腰围即可。保持直立体位，大概在肚脐上1~2横指处的位置，用一把软尺沿水平方向围绕腹部一周进行测量。向心性肥胖的判断标准是男性腰围≥90cm，女性腰围

≥ 85cm，腰围能较好地反映内脏脂肪的含量。大家不妨准备一个软尺，按照上面的方法测测自己的腰围。研究表明，相比 BMI，腰围能更好地预测心血管死亡风险及全因死亡率（所有死因的死亡率）。腰围每增加 1.22cm，全因死亡风险增加 19%；腰围每增加 1.32cm，心血管死亡风险增加 33%，这也印证了句俗话——"腰带丈量寿命"。但好消息是，尽管内脏脂肪是引起疾病的罪魁祸首，但它也是运动最容易减掉的脂肪。内脏脂肪具有更多的 β 肾上腺素受体，对儿茶酚胺类脂解激素的敏感性更高，尤其是高强度间歇运动（HIIT）能更有效地促进内脏脂肪分解。所以，如果配合运动减重，苹果型身材的人减重效果会更好。

周围型肥胖，即我们常说的"梨型肥胖"。与"大腹便便"的苹果型身材相比，梨型身材的脂肪主要囤积在臀部及大腿上，多为皮下脂肪。从外形上看臀部和腿部会比较粗壮，上半身瘦下半身胖，形状像个鸭梨。女性在绝经期前脂肪更容易囤积在臀部及大腿部，而绝经期后则和男性一样，脂肪更容易囤积在腹部。关于皮下脂肪也存在争议，有研究显示皮下脂肪与动脉粥样硬化关系更为显著，尤其是腹部区域的皮下脂肪。但也有学者发现大腿和臀部的皮下脂肪能增加胰岛素敏感性。梨型身材的危险系数虽不及苹果型身材，但仍需要控制身体的总体脂率。

除腰围以外，腰臀比（WHR）和腰围身高比（WHtR）同样是衡量腹部脂肪堆积的良好指标。WHR 男性 > 0.9，女性 > 0.85 即为向心性肥胖。WHtR 是用腰围和身高的比值来反映向心性肥胖的方法。当腰围身高比 > 0.52 时，提示存在中心性肥胖，说明今后发生 2 型糖尿病和心血管疾病的风险明显增加。

内脏脂肪堆积较多者常伴有心血管等代谢综合征的问题，因此，无论是肥胖人群还是正常体重人群都应该关注自己的腰围达标情况。

测量方法

　　腰围测量：被测者取垂直站立姿势，双足分开 25～30cm，用一根没有弹性、最小刻度为 1mm 的软尺，放在右侧腋中线胯骨上缘和第 12 肋骨下缘连线的中点（通常是腰部的天然最窄部位），沿水平方向围绕腹部一周，紧贴而不压迫皮肤测量，在正常呼气末测量腰围的长度，读数准确至 1mm。注意松紧应适度，测量过程中避免吸气。

　　臀围测量：测量完腰围后，双腿并拢，通过测量臀部的最大周径得到臀围。

　　腰臀比 = 腰围（cm）÷ 臀围（cm）

　　腰围身高比 = 腰围（cm）÷ 身高（cm）

不可忽视的体脂率

　　生活中，我们可以轻易找到身高和体重相似但肥胖程度差别很大的两个人，这是因为他们的体脂率不同。同样重量的脂肪和肌肉，脂肪的体积要比肌肉大得多！如果有机会去菜市场买菜，将一斤肥肉和一斤精瘦肉比比看就一目了然。所以，体内脂肪含量越高，看起来越"胖"；肌肉含量越高，看起来就越"瘦"。两个身高体重一样的人，体型差异却很大，就是源于肌肉和脂肪所含比例的差异！例如运动员肌肉比较发达，相对的体脂率就较低。因此，体脂率是影响身材的关键。男女在体脂率上存在较大的差异，不同运动水平的人，体脂率也存在着差异。若仅凭体重判断，会忽略掉很多"瘦胖子"。有人可能会问：一个人怎么能又瘦又胖呢？这是因为有些人看上去并不胖，但体脂率比较高，这就是所谓的"瘦胖子"，其实就是"隐性肥胖"。体重只能告诉我们有多重，但是体脂率能告诉我们身上究竟有多少脂肪。

体脂率是肥胖的重要评估指标，体脂含量的测定较 BMI 和腰围能更准确地反映机体的肥胖程度和脂肪分布情况。现在有很多医院都配有人体成分检测仪，通过生物电阻抗原理，根据电流通过的难易程度，可计算体内肌肉、脂肪和水分含量，还能测量出各个肢体的肌肉含量等。减重的实质是减脂肪、降低体脂率，对肌肉要最大程度地保留。

体脂率高了固然不好，但是不是体脂率越低就越好呢？也不是。脂肪和骨骼肌肉一样，都是人体的必要组织，而且，脂肪对身体组织器官也起着保护作用。一味的追求低体脂率反而会使人体的正常代谢发生紊乱，危害健康。

人体有基本的脂肪需求量，女性需要相对更多的体脂，因为有些脂肪对女性的生理功能至关重要（这部分脂肪被称为必需体脂或必需脂肪）。成年女性正常的体脂率约为 15% ~ 25%，其中 10% ~ 12% 的脂肪是必需脂肪；男性体脂率约为 10% ~ 20%，其中 3% ~ 4% 左右的体脂是必需脂肪。若是低于标准，就会影响机体的正常生理功能。女性超过 50 岁、男性超过 55 岁，每增加 5 岁体脂率标准值可上调 2% ~ 3%。一般认为，男性体脂率 ≥ 25% 则属于肥胖，女性由于皮下脂肪较多以及加上胸部脂肪，体脂率 ≥ 30% 才属于肥胖。

总的来说，判断自己胖不胖要综合多个维度指标进行评估，主要看 BMI、腰围和体脂率。如果 BMI 在正常范围内，但是腰围或者体脂率超标，那么减重的重点就不是减体重，而是增肌和减脂。知己知彼，才能百战不殆，弄清楚自己的肥胖情况以及了解肥胖的原因，才能制订出行之有效的应对方案。

第二篇

究竟是什么使我们发胖

　　时至今日，人类早已不用像我们的祖先那样，为了生存而终日寻找食物。相反，我们每天吃的糖、蛋白质、脂肪所提供的能量比以前多几倍到十几倍。但与此同时，人类的"节俭基因"却还未来得及遏制和更替，仍旧在起作用，这就导致消耗不掉的能量变成脂肪储存了起来。

肥胖的主要原因是摄取过量的能量，缺乏体力活动，以及遗传易感性。例如，富含脂肪的高能量食物摄入持续增加；久坐的工作性质、交通方式的变化以及城市化加剧导致缺少每日体力活动；少数情况下可能是由基因、内分泌失调、药物或精神疾病所致。正常健康人体脂肪处于代谢稳态平衡状态，脂肪细胞的数目、体积及在皮下与内脏周围的分布均处于动态平衡的状态。当能量摄取过多而消耗过少时，脂肪细胞的数目、体积和分布发生变化，打破了脂肪的稳态，进而导致肥胖的发生。

　　可见肥胖和超重的根本原因是能量摄入与能量消耗之间的不平衡。打个简单的比方，身体就像储蓄所，而那些使人肥胖的脂肪类似"存款"，如果储蓄多、支取少，就会变胖。

一、老祖宗留下的"节俭基因"

　　远古时期，人们靠狩猎维持温饱，过着食不果腹、饥寒交迫的生活，狩猎及防御活动消耗了身体的大部分能量。为了适应这种环境，人类体内就逐渐产生了"节俭基因"，目的是体内的代谢机制能够充分有效地利用有限的食物，多余的能量就以脂肪的形式贮存起来，尽量积攒能量，当饥荒来临时，具有这种基因的人就可能更容易生存下来。而缺少"节俭基因"的人往往难以适应严酷的自然环境，惨遭淘汰。人类不断进化到现在，可以说我们都是优胜劣汰的幸存者，但同时也付出了和饥饿一样的生存代价，那就是——肥胖。

　　时至今日，人类早已不用像我们的祖先那样，为了生存而终日寻找食物。相反，我们每天吃的糖、蛋白质、脂肪所提供的能量比以前多几倍到十几倍。但与此同时，人类的"节俭基因"却还未来得及调整和更替，仍旧在起作用，这就导致消耗不掉的能量变成脂肪储存了起来。也就是说，我们现在的能量代谢可能直接或间接与"节俭基因"相关，只是个体间含有这种基因的多少与表达程度有差异而已。所以，有时我们会发现身边有些人吃的比别人多，动的也少，但就是不长胖，也会听到有些人委屈地说"为什么我喝凉水都会长胖"，一部分原因可能就是基因的影响。也就是说，遗传在肥胖中起着重要作用。

肥胖的遗传

路人甲

　　我从小就胖，我爸爸、妈妈、爷爷、奶奶、外公、外婆也都属于偏胖的类型，可是我一直吃得也不多，动得也不少，怎么就还是这么胖呢？

路人乙

　　那我就不一样了哈哈，我从来不担心体重的问题，我们家一直都是想吃啥吃啥，想喝啥喝啥，真的是太爽了！

　　生物的性状受遗传和环境的交互影响，肥胖当然也不例外。

　　现代研究发现，遗传因素在肥胖中起重要作用。父母有一方肥胖，其子女发生肥胖的概率为 41% ~ 50%，父母双方均肥胖的，子女肥胖概率增至 66% ~ 80%。单纯性肥胖具有遗传倾向。设想可知，人类的进化过程就是一个优胜劣汰的过程，面对战争、饥荒、灾难，那些能够保留能量的人就优先生存下来，在环境恶劣的情况下，肥胖是一种优势，为了生存，人类朝着长胖的方向进化，而在这一过程中，"节俭基因"起着重要的作用。

到目前为止，科学家已发现几百种与肥胖明确相关的基因。其中我们较为熟知的基因包括 *FTO* 基因、*GPR120* 基因等。

例如，*FTO* 也叫"吃货基因"，*FTO* 基因的变异会影响身体中食欲信号的传达，使大脑对"饱"变得不敏感，饮食不容易控制。发表在《临床内分泌学与新陈代谢杂志》的研究表明，病态的饥饿感是肥胖者体内一种名为 *FTO* 的基因所致，正是这种基因使肥胖者"胃口大开"，难有饱腹感，从而过量进食，导致肥胖。但是研究也发现，携带肥胖基因但积极参加体育运动的人的体重与非肥胖基因携带者一样，说明体育运动可以克服肥胖基因的影响。这也告诉我们先天的不足是可以通过后天来弥补的。

相反，*GPR120* 是一组可以"防止肥胖"的蛋白因子，它的主要功能就是影响能量代谢。如果该基因过少或者出现基因突变，代谢功能就会受到影响，导致肥胖。因此，科学家也提出，研究和调控 *GPR120* 基因有助于遗传性肥胖的诊断，进而可能专门针对肥胖、糖尿病等代谢性疾病患者，开发预防或治疗肥胖的药品。如果今后真有这样的一个产品，那将是肥胖者的"福音"。

基因所控制的不只是肥胖的程度，还包括肥胖的部位。遗传因素对脂肪分布的影响约占 40%，换言之，身材是苹果型或梨型多少也受到遗传因素的影响。所以，西方国家肥胖人群中，梨型身材较多，而我们国家大多数是苹果型身材。此外，基因也会影响我们形成的脂肪量和决定运动时的减重效率。当然，胖瘦也不一定全是先天决定的，后天的生活方式也起到了决定性的作用。

"环肥燕瘦"并非全由天注定

路人丙

我就奇了怪了，我以前也不胖啊，可是这几年我和家里人都
是吃一样的东西，怎么他们还是和原来一样，就我变胖了！

前面我们所说的"节俭基因"并不是一成不变的，基因对适应性
个体的选择也不是经历几代就能完成。现代生活模式已经有了较大的
改变，越来越少的人受饥荒困扰；相反，能量过剩、久坐不动是当代
社会的普遍写照。现代化、智能化、信息化、数字化的发展趋势，使
得我们只需要动动手指、动动脑就可以解决大部分的事情。在这种条
件下，"节俭基因"就起不到任何优势，反而成了生存的劣势。也许
再经过若干代自然选择，拥有"节俭基因"的人可能会因为肥胖带来
各种并发症，越来越不利于生存而逐渐被淘汰，最终幸存下来的是能
适应当前生活方式的人，到那时候，肥胖的危害说不定也不同于
当前。

基因只是决定是否是易胖体质，并不代表一定会胖。而且近些年
来，肥胖的比例明显上升且呈现年轻化趋势，但人类的基因在短时期
内不可能有太大的改变，因此这也证明，更多的肥胖还是后天的生活
方式和环境因素造成的。

"环肥燕瘦"并非全由天注定，尽管肥胖有部分基因的作用，但
不能把胖的原因全都归结于父母，也并不代表只能"听天由命"。对
于大多数人而言，体重是基因和环境因素共同作用的结果，只要我们
明确影响体重的几个关键的环境因素，在环境和生活方式上做出适度
改变，就可以达到很好的减重效果。

二、一口一口"吃出来"的胖

路人丁

　　我到底是怎么变胖的?

　　引起肥胖的后天生活习惯中,最主要的就是不合理的饮食习惯。"体胖不是因为心宽,而是因为习惯。"中国是一个重视吃的国度,纪录片《舌尖上的中国》让人对美食叹为观止,无比向往。对美食的追求和向往是人类的天性和本能,但如果一味追求口味不顾营养健康,最终的结果就是脂肪囤积,越来越多。都说一口吃不成个胖子,但大多数人的胖却是一口一口"吃出来的"。

　　下面这些错误的饮食习惯,你是否中招了呢?

　　习惯一:饮食口味较重,烹饪时多放油、盐、糖。据全国营养调查统计,我国居民饮食习惯中食盐摄入量较高,近些年虽有下降趋势,但人均摄入量仍达到 9.3g/d。而最新发布的《中国居民膳食指南(2022)》规定,每人每天盐的摄入量应不超过 5g。盐摄入过量会引起高血压,造成心脑血管疾病,危害健康,在古代,人们对此就有一定的认知。《黄帝内经》当中有"多食咸,则脉凝泣而变色"的描述,意思就是盐吃的太多,人的血管会变硬,血流不畅。不仅如此,我国居民油的摄入量也居高不下。据史书记载,在宋朝时,人们就开始用油炒菜。随着经济的快速发展,我们只花了一代人的时间就从吃不上油,到目前油吃得太多。中国疾病预防控制中心曾在 2017 年公开表示,中国有 80% 的家庭食用油摄入量超标。人均每天食用油的摄入量为 42.1g,远高于膳食指南推荐的 25 ~ 30g 的标准。油脂摄入过量会导致肥胖,增加糖尿病、高血压、血脂异常、动脉粥样硬化的风险。随着加工食品的出现，糖也一直出现在我们身边的饮料、果冻、饼干、果脯、薯片等很多产品中。加了糖之后，食物会更有风味，我们就会想要再多吃一些。但是根据哈佛大学公共卫生学院一次对超过10万人随访了近30年的研究显示：含糖饮料摄入过多会增加提前死亡的风险，就算用甜味剂代替也不能完全降低提前死亡的风险。

习惯二："超加工食品"的大量摄入。超加工食品（ultra processed food）顾名思义就是指那些经过复杂的工业加工制作而成的食品，通常是即食的方便食品或零食。它们往往都是油炸或者高盐、高糖食品。比如碳酸饮料、乳饮料、饼干、薯片、方便面、奶油蛋糕等都属于超加工食品。这类食物的特点是能量高而营养价值低，而且含有各种添加剂或防腐剂，摄入过多不仅容易发胖，还会造成营养不均衡。超加工食品随手可得，而且经常是一吃就停不下来，甚至很多人常用它来代替正餐，长此以往，怎能不胖？

习惯三：三餐分配不合理，早餐少吃或不吃，晚餐吃很多；或者三餐时间不固定，饮食不规律。平衡膳食要求一日三餐分配要合理，一般早、中、晚餐的能量分别占总能量的30%、40%和30%。但现在很多人因为时间关系早餐一块面包解决甚至不吃，中午因为各种原因，常以填饱肚子为目的简单了事，而晚餐却犹如皇帝的晚宴，丰盛无比，胡吃海塞。不吃早餐，上午工作时能量不足，不仅影响工作效率，还容易造成中午暴食；晚上吃得太多，若没有运动的习惯，食物来不及得到消化，多余的能量就会变成脂肪储存起来，导致越来越胖。并且如果全天摄取的能量有70%集中在晚餐的话，人体出现动脉粥样硬化和血脂代谢异常的可能性将大大增加。

习惯四：不爱吃蔬菜。蔬菜通常可以为人体提供各种维生素、膳食纤维、果胶以及微量元素，在一定程度上可促进人体保持健康，所以蔬菜在日常饮食中有着举足轻重的地位。长期少吃蔬菜甚至是不吃蔬菜的饮食习惯，可能会直接造成饮食结构不合理、营养不均衡，长此以往会因摄入膳食纤维成分过少而导致肠胃蠕动缓慢，造成肥胖、便秘等问题。还有些人会把土豆、山药、南瓜等淀粉含量高的食物当作蔬菜来吃，可能会出现土豆丝盖浇饭这种主食配主食的情况。大量的糖原消耗不掉时，会在体内转化成脂肪囤积。

习惯五：贪图食物味美，但忽略营养搭配。日常饮食不注意搭配，高能量食物摄入过多。现在物质条件越来越好，吃的东西也越来越精致，但很多人对于"营养搭配和健康饮食"并没有正确概念和清晰的认识，只满足于吃饱和吃好的想法。比如汤汁拌米饭是不少人的心头好，只要有肉汤拌饭，吃饱了还能再干三碗饭，这时候就会导致总能量摄入过多了。并且美味并非一定是"佳肴"，很多人只是根据味道决定吃什么，而不是根据食物的营养结构决定吃什么。特别是过节聚会的时候，一大群人，一大桌菜，讲究的只是菜肴的色香味，并且会因为"面子"问题，用满桌子的大鱼大肉、浓油赤酱来招待客人，却鲜少能见到绿色蔬菜的身影。少有人顾及菜肴的营养成分是否科学、搭配是否合理、能量摄入量是否超标等。

习惯六：吃饭速度过快。在进食过程中，大脑要接收到"吃饱了"的讯号，一般需要20min左右。如果吃饭速度过快，就会导致大脑来不及接收"停止进食"的讯号，在不知不觉中摄入更多的食物，进而导致饭量越来越大。并且，吃得过快也会导致血糖快速上升，这时候身体就会开启降糖机制，将多余的葡萄糖转化成脂肪储存起来，这也是吃得快容易胖的另一个原因。一篇于2018年发表在《英国医学杂志》上的研究，对日本2008—2013年接受健康检查的将近6万名糖尿病患者进行分析，结果显示：吃得慢的人明显比吃得快的人瘦，吃得慢的人肥胖的可能性比吃饭速度快的人低42%。

习惯七：压力性进食。人在过度紧张时往往会吃得更多，这是一个普遍的现象。压力和焦虑就像"脂肪磁铁"，根据研究，压力水平的上升会导致体内的皮质醇激增。皮质醇是人体内肾上腺皮质释放的一种糖皮质激素，又称为压力激素。皮质醇不仅会让你一直感到饥饿，还会让你的身体储存多余的脂肪。原理就是：当我们的祖先在工作时，如果遇到了一头狮子，皮质醇就产生了，它增加了脂肪储存，目的是让早期的人可以长时间躲藏。所以，当人们在生活工作上遇到难以解决的困难和面对压力的时候，就会选择纵情吃喝，借助于无意识的暴饮暴食来摆脱情绪困扰，导致食欲大增。这时，人对脂肪和糖含量高的食物的抵制力也下降，不知不觉中，就造成了"过劳肥"和"压力胖"。

三、走出你的"舒适区"

路人戊

我也知道运动可以减重，但是运动真的好累啊，如果我少吃点，是不是就可以不运动了？

前面提到肥胖的实质是能量摄入大于能量消耗，造成多余的能量以脂肪的形式储存于体内，那么能量消耗又有哪些途径呢？人体的能量消耗主要包括基础代谢、食物热效应以及体力活动消耗，对儿童、青少年来说，还有一部分能量用于身体的生长发育。其中，基础代谢是维持我们身体基本生理活动所需要的能量，简单来说就是躺着不动所消耗的最低能量，占总耗能的 60%～75% 左右，主要包括重要脏器如心脏、大脑、肌肉、肾脏和肝脏的代谢活动。而食物热效应仅占总能量消耗的 5%～10% 左右，它与膳食构成有一定关系，如果膳食模式不变，其变化很小。因此，在能量消耗的这三种途径中，体力活动消耗是我们可以主动调节的最重要部分。

体力活动是指身体大肌群的运动，能够增加能量消耗。如常见的各种体育运动项目、做家务以及跳舞、散步等活动。而随着现代社会的进步，人们不需要付出太多体力消耗就可以解决出行、工作和生活上的问题，这导致肌肉锻炼的机会大大减少，同时，休闲娱乐方式也发生了很大变化：从前，人们以运动和户外游戏为主要娱乐方式，而现代社会，人手一个手机，家家电脑、电视机，很多网络与电视节目、短视频、游戏成为我们的主要娱乐方式。此外，现代社会节奏快、压力大，很多人下班后身心俱疲，相比去健身房，宅在家里窝在沙发上看电视更轻松。所以，一方面没有多余的时间去做运动，另一方面也不愿意离开自己的"舒适区"。最终的结果就是，体重秤上的数字不断增加，裤子的尺码也越来越大。

体力活动不足引起能量消耗下降是肥胖的重要原因，同时也是肥胖的后果。肥胖者常存在"肥胖——少运动——肥胖——更少运动"的恶性循环。的确，与正常人相比，超重者一直是"负重行走"，长期下去可能存在下肢关节受损，导致活动受限。另外，肥胖者运动时需要吸入更多的氧气，但呼吸系统代偿不足，稍运动就会感到疲惫不堪，活动耐力下降，最终只能通过减少活动量来缓解和适应。结果，运动量减少，体重更居高不下。

辨识出"致肥胖"环境

20 世纪 50 年代 VS 当下

粗茶淡饭 VS 奶茶炸鸡汉堡巧克力、步行 VS 私家车

社会环境因素对肥胖的发生有至关重要的作用，我们现在所处的环境就是一个"致肥胖"环境。

首先，社会经济状况方面，在发展中国家，肥胖主要发生在生活由穷变富的人群中，主要原因是生活水平的改善导致饮食摄入量增加；而在发达国家，经济状况越差，肥胖的发生率越高，这主要因为经济水平高的人往往受教育程度也高，会更加关注合理饮食及运动。其次，饮食习惯方面，解放前物质生活水平低，肥胖发生率也较低。20 世纪 40—50 年代时只有富贵人家才能吃得上的红烧肉，今天上班族回家动动手或者叫个外卖就能吃得上；那些只有逢年过节才能吃到的美味糖果和零食小吃，现在随时都能出现在手边。甜食、饮料、加工零食，各种高能量、低营养的食物无时无刻不在充斥着我们的生活环境。有人总结出对减重不利的四个字，叫做"汤、糖、躺、烫"：喜欢喝油水大的汤；好吃甜食；吃完饭后爱躺着不动；偏爱吃热食意味着进食速度很快，有这些饮食习惯的人更容易变胖。

行为因素方面，汽车普遍成为我们常用的代步工具；越来越多的职业工作方式是在办公室久坐；各种快餐、外卖、即食食品、速食食品触手可得；并且，各种电子设备现在已经成为社交、工作和娱乐的主要方式，这些都大大减少了我们活动和消耗能量的机会。此外，大众传媒对人们的观念、知识和行为也会产生很大的影响。电视、网络上到处可见高盐、高糖和高脂食品的广告，商家为了经济利益甚至会打着"低

糖、低脂"的噱头误导消费者购买。所有的这些复杂且综合的社会环境因素促成了"致肥胖"的大环境，令我们逐渐陷入其中而不自知。

四、睡不好也会胖

路人己

自从开始三班倒，这体重就"蹭蹭蹭"地往上涨，每天睡不好吃不好，根本没有运动的兴致。

"日出而作，日入而息。" 5 000 多年前，我们的祖先就已经总结出了人类和大自然之间和谐的作息生活。昼来夜往，永不停息，人体的各项生理功能也随之建立了规律的昼夜周期，以保持与环境协调一致。人体的生物钟被设定为夜间睡眠，白天则保持清醒。如果长期被剥夺睡眠，身体就会出现异常信号，比如"体重上涨"。

很多人对睡眠有误解，认为只有睡得太多才会让人发胖，其实睡眠不足和睡眠质量不好，同样也会导致身体变胖！不仅对成年人如此，对儿童影响也很明显，睡眠不足的幼儿到学龄期和中年期发生肥胖的风险也显著增加。睡眠不足引起肥胖的原因非常复杂。睡眠不足会引起内分泌紊乱，导致一些激素如褪黑素、皮质醇、生长激素以及脂肪组织分泌的激素如瘦素（leptin）分泌异常，而这些激素与食欲、能量代谢及体重都有着密切的关联。比如，睡眠不足会破坏控制食欲和饱腹感的激素分泌。人们发现，睡得多，有助于瘦素的分泌，能增加饱腹感，使食欲降低。而睡得少，人体分泌的刺激食欲的激素"胃促生长素（ghrelin）"就会增多，会使人产生饥饿感，减缓新陈代谢，降低脂肪的利用率。即使是短时间的睡眠不足也会导致我们吃得更多，并首选高能量的食物。同样，儿童如果睡眠时间少，则分解脂肪的生长激素分泌量也会减少。足够的睡眠可以加快新陈代谢，加速脂肪燃烧，促进生长激素的分泌，有利于儿童正常生长发育。

日常生活中，我们经常会看到这样一个现象，经常熬夜的人普遍生活不规律，那么他的生活习惯可能也不是很好。一夜没睡好，体感疲乏，人就懒得动，并且在抵抗不健康食物的诱惑时，自控能力也会降低，如果再加上饮食不规律、吃宵夜和精神压力大的话，体重就更容易"蹭蹭"地涨上去。

简言之，大多数人身上多出来的赘肉，是基因和环境交互作用下的结果。遗传易感性（基因）好比是一粒种子，只有在适宜的土壤、充足的阳光和雨水的环境中（后天因素），才会生根发芽，结出果实（肥胖）。就算是基因使部分人容易变胖，但久坐不动同时还大吃大喝只会让肥胖"雪上加霜"。幸运的是，我们还可以改变，通过一些改变将肥胖的种子扼杀在萌芽状态，而不是等到开花结果后再去消灭。既然我们无法改变自己的基因，就改变所处的环境；如果改变不了周围的环境，也不要放弃自己，积极改变自我，调整自己的生活方式，养成良好的饮食和生活习惯，多运动和锻炼，才是避免和解决肥胖的根本方法。

五、胖和胖还真不一样

路人庚

同样是减重，人家是少吃多动就好，我为啥还要动脑部
手术？

医生

因为你的肥胖是脑部疾病引起的呀！

内分泌异常可带来肥胖

肥胖原因很多，其中内分泌失调与肥胖之间互为因果关系。简单
来说，单纯性肥胖：肥胖为因，内分泌为果；内分泌性肥胖：内分泌
为因，肥胖为果。内分泌失调可以诱发肥胖，反过来肥胖也能加重内
分泌失调。内分泌科疾病导致的肥胖，常常伴有该疾病的特征性表
现，和普通的胖表现可能不太一样。

内分泌异常引起的肥胖也称为继发性肥胖（病理性肥胖），区别
于单纯性肥胖。由于疾病影响或内分泌紊乱，导致机体代谢异常，出
现脂肪堆积造成肥胖或者水分在体内积聚形成"水肿型肥胖"。常见
的内分泌性肥胖具体原因有以下几种：

皮质醇增多症

皮质醇增多症为各种病因造成肾上腺分泌过多的糖皮质激素（主
要是皮质醇）所导致的临床综合征，又称库欣综合征。典型临床表现
就是面部圆润发红呈"满月脸"，背部脂肪堆积似"水牛背"，以及向
心性肥胖，也就是脸部及躯干部胖，但四肢和臀部不胖，皮肤上常有
紫纹或瘀斑，还可伴有高血压、痤疮、骨质疏松和继发性糖尿病等。

尽管现在比较少看到典型的皮质醇增多症表现，但在来减重的人中，通过前期检查，确实发现了不少该病患者。

甲状腺功能减退

由于甲状腺激素合成和分泌减少，或甲状腺激素作用减弱，导致身体新陈代谢速率变慢，能量消耗减少，体重增加。病情较重时患者会出现典型黏液性水肿面容，眼皮浮肿，鼻、唇增厚，表情淡漠和呆滞，呈"假面具样"无精打采，还有眉毛脱落，毛发干枯等。临床上现在几乎很少会碰到这种比较严重的甲减患者，因为检测甲状腺激素指标的普及，早期就可以判断甲状腺功能，及时给予治疗。

垂体相关疾病

垂体是人体重要的内分泌腺，分为腺垂体和神经垂体。腺垂体能分泌多种激素，如生长激素、促甲状腺激素、促肾上腺皮质激素、促性腺激素、催乳素等，这些激素在调控身体的生长、发育、生殖和代谢方面起重要作用。如果垂体出现病变，比如垂体肿瘤（在颅内肿瘤中相对较常见），根据肿瘤侵占部位，可引起相应的激素分泌异常。若促肾上腺皮质激素分泌增多，可引起皮质醇增多症，出现库欣表现；若生长激素分泌过多，成人就会形成肢端肥大症，表现为面容和体型改变，手足肥大，有"五大三粗"的感觉，与单纯性肥胖容易区分。

内分泌疾病引起的系列较典型肥胖症状和单纯性肥胖很容易区分，但若疾病较轻、症状不典型，则较难从外形上辨认，这时就需要通过相应的辅助检查手段进行判断。因此，若怀疑是内分泌因素引起的肥胖，肥胖程度较重或伴有其他疾病表现时，应尽早到医院就诊，检测甲状腺激素、皮质醇、性激素和胰岛素等相关指标，必要时还需要行超声波和磁共振成像检查，明确是否存在肥胖相关病因，以确定干预措施。

一般来说，这类由疾病导致的继发性肥胖，单纯靠饮食和运动很难改善，需要利用医学治疗手段，如药物干预或者手术治疗。在去除病因后，体重往往自然而然就会减下来了。

第三篇

市面上的减重方法大盘点

　　一种饮食模式可能并不能完全解决减重问题。减重也须分阶段采取不同的饮食模式，由专业医生和营养师结合个体情况，给出个性化的减重方案。

一、所谓的减肥神器，真有那么神吗

　　每个想减重的人，都忍不住尝试过一些被人推荐或网络流行的减肥方法，这些所谓的"减肥神器"效果真的有那么好吗？

　　桑拿浴，各种方式催吐，服用食欲抑制剂、泻药或者利尿剂等，都是现实中有人想快速达到减重目的所采取的极端办法。其实这些方法短期内快速减重并没减去太多"肥"，减掉的反而大多是水分和肌肉，长期使用这些方法，可能引发各种健康问题，如影响消化、内分泌、神经系统功能，造成骨质疏松，增加跌倒、受伤的风险，还可能诱发胆石症、酮症、高尿酸血症、脂肪肝等疾病，严重者甚至可危及生命。同时，短期内突击减重也可引起基础代谢率下降，极易出现反弹，甚至会比原先更胖，所以我们一定要采用健康科学的减重方式，避免踩"坑"。

喝螺旋藻减重，看得浅了

　　"螺旋藻有减脂效果"，其实这种说法欠科学。有部分动物实验和临床观察表明螺旋藻有调节血脂的作用，但它不是药物，没有明确的疗效，更不能说它能减掉身体的赘肉。

　　螺旋藻含有极丰富的蛋白质（占60%~70%）、叶绿素、多种维生素和矿物质，是一种低碳水化合物、低脂肪的食品，具有一定的保健效果。但是螺旋藻作为一种海产品，可能会引发皮肤过敏和变黑，过分依赖螺旋藻可损伤胃黏膜，对胃肠功能造成影响。女性特别需注意，长期或过量摄入可造成月经推迟，内分泌失调。螺旋藻碘含量较高，因此甲亢患者不宜食用螺旋藻。

女性特殊时期慎用酵素减重

　　酵素实际上是在小麦、米的胚芽、大豆或新鲜蔬果等植物原料中加入乳酸菌或酵母发酵而成的食品，含有多种植物化学物，如黄酮类化合物、植物色素等成分，可促进机体代谢，因此有一定的减重瘦身作用，但同时酵素中的微生物具有增强胃肠道对食物的消化和吸收能力的作用，会增加营养素的吸收。

　　酵素产品一般含糖量较高，对于糖尿病及空腹血糖受损的人群并不适用。容易过敏的人服用酵素也有可能会引起过敏。另外，酵素发酵温度不仅适合有益菌生长，也极易滋生有害细菌，因此自制及不正规的酵素产品会存在卫生安全健康隐患，体质虚弱、免疫力低下人群以及经期女性和孕妇应谨慎食用。

单独服用左旋肉碱，浪费了

　　近几年比较流行的还有左旋肉碱饮品，左旋肉碱主要是来自肉类的提取物，化学结构类似氨基酸，是脂肪代谢过程需要的一种关键物质，当前已应用于减重、竞技运动员减脂和增强耐力，以及在保健品和食品中添加等方面。

　　然而，脂肪的代谢供能除了依靠左旋肉碱载体运输外，还需要其他多种酶等物质的参与。如果单单服用左旋肉碱而不配合长时间一定强度的运动，并不能起到燃烧脂肪供能、减重减脂的作用，有时候反而可能因为长期服用左旋肉碱造成内分泌失调、恶心、胃部不适、腹泻等情况，甚至饮用后因放松警惕、摄入更多食物而更胖。在最新发表的《中国超重／肥胖医学营养治疗指南（2021）》中提到，每天摄入左旋肉碱 2~3g，摄入 8 周以上可能有助于减重，但证据等级并不高（C 级，弱推荐）。

别对咖啡或茶抱太大希望

咖啡和绿茶含有咖啡因、儿茶素，这些成分可能确实能促进脂肪代谢、抗氧化、提高身体新陈代谢。指南同样也提到，咖啡或咖啡提取物饮料可能有助于体重减轻、体脂减少，并有助于保持减重效果。因此，减重期间可以适量喝咖啡或茶，如果用它代替奶茶、可乐等含糖饮料更是不错的选择。但是咖啡或茶的减重效果只是锦上添花，不能完全依赖它。

有研究表明大量饮用浓咖啡与慢性萎缩性胃炎发病相关，浓咖啡对胃的刺激比较大，应避免空腹饮用。大量摄入咖啡因可升高血压，并影响睡眠。如习惯喝咖啡，想要减重可适量饮用不加糖的黑咖啡，并配合适当体力活动，可使身体更有活力、消耗更多能量。喝茶减重也有禁忌，尤其对于胃不好的人，长期饮用绿茶可能会引起肠胃不适，诱发胃病；对于神经衰弱、失眠症及贫血患者也不建议饮用。

水果减重法易营养不良

网上每天五个水果的减重法，即每天只吃五个水果，有人会选择苹果、梨、柚子、黄瓜或西红柿等。水果中确实含有一些植物化学物，如白藜芦醇、柚皮苷、花青素等，这些成分具有抗氧化、预防肥胖的作用。而且水果含有的膳食纤维能提供较强的饱腹感、调节肠道菌群，改善和缓解心血管疾病、代谢性疾病等。

然而，水果中蛋白质和脂肪含量极低，根本无法满足维持人体正常生理功能所需的营养和能量需求，长期食用甚至代替正餐当"饭"易发生营养不良，一旦恢复正常饮食，体重也极易反弹。

辣椒减重法可能会开胃，反而吃得更多

有一部分人会推荐辣椒减重法，说吃辣椒火辣的味道会增加能量消耗。有研究显示摄入辣椒能抑制食欲、刺激机体产热、调节脂肪代谢从而达到减重效果，也有研究表明其减重效果并不明显，而且会因辣椒的摄入量、烹调方式、个人体质的不同而效果各异。

其实辣椒的辛辣感会使人越吃越上瘾，加之辣椒往往是主食杀手，非常开胃，可能原来只吃一碗饭，吃辣后吃的更多，额外增加的能量摄入反而导致体重增长。吃辣椒还可能会增加胃肠癌、心脑血管疾病的发病风险，不利于胃炎、胃溃疡等胃肠疾病的康复。不习惯吃辣的人尝试吃辣，可能会出现口腔溃疡、咽喉肿痛、腹泻、便秘等不适反应。

只吃肉不吃主食，减重没有那么简单

有时候遇到一些非医学或营养专业的朋友来问关于"多吃肉不吃主食减重是不是真的有用，好不好实行，对于无肉不欢又想减重的人来说感觉就是福音啊"的一些说法或者疑问。其实这种饮食模式在营养学界就是低碳饮食或者生酮饮食（后文讲饮食模式时会详细介绍）。它不是简单的就吃肉就行，而是需要专业医生或营养师按照各种肉类、食用油、蔬菜中的脂肪、蛋白质、碳水化合物的含量来计算各种食物吃多少的量，符合标准的才是真正意义上的生酮饮食。

生酮饮食模式因为低碳水化合物可能会引起糖原代谢而带走机体大量水分，由原先葡萄糖供能改为以脂肪供能为主，会产生酮体，控制不好会发生酮血症、酮尿症，也可加重肝肾负担，导致骨质疏松以及微量营养素摄入不足等，如没有在专业医生和营养师的指导下进行，容易造成健康危害，没有达到减重效果反而损伤身体。在充分考

虑安全性的情况下，尝试其他减重饮食模式干预无效后，在临床营养师指导下，可进行短期生酮饮食管理。长期应用生酮饮食有较大健康风险，不做推荐。

二、专业人士眼中的饮食减重

大多数人听到"饮食减重"，第一反应可能就是"节食"，其实饮食减重模式的范围非常广，专业术语包括限能量平衡膳食、高蛋白膳食、轻断食、生酮饮食、低血糖指数饮食等模式，不同的饮食模式具有其各自的特点。我国专家在《中国超重／肥胖医学营养治疗专家共识（2016年版）》基础上，对其进行了全面更新，形成了《中国超重／肥胖医学营养治疗指南（2021）》，指南对目前常见的减重饮食模式进行了描述和评价。

限能量平衡膳食（calorie restrict diet，CRD）

顾名思义，限能量平衡膳食是一类在限制能量摄入的同时保证基本营养需求的膳食模式，碳水化合物、蛋白质和脂肪的供能比应符合平衡膳食的要求。越来越多的研究表明，CRD是有效的体重管理方法，能够减轻肥胖者体重、体脂含量，进而减轻机体炎症反应、减少心血管疾病危险因素以及改善睡眠质量和缓解焦虑症状。CRD有2种类型：

1. 在目标摄入量基础上每日减少500～1 000kcal；

2. 较推荐摄入量减少1/3总能量，其中碳水化合物占每日总能量的55%～60%，脂肪占每日总能量的25%～30%。

由于 CRD 降低了总能量摄入，导致产热的宏量营养素摄入降低，应适当提高蛋白质供给量比例（1.2～1.5g/kg，或15%～20%），这样就能在减重过程中维持氮平衡，同时具有降低心血管疾病风险、增加骨矿物质含量等作用。不同来源蛋白质的减重效果可能不同，有研究发现大豆蛋白的减脂作用优于酪蛋白，且其降低血液中总胆固醇和低密度脂蛋白胆固醇（即"坏胆固醇"）的作用也更明显。乳清蛋白也是一种较好的选择，增加乳制品摄入量可降低超重/肥胖者的体重和体脂含量。碳水化合物的来源以复杂碳水化合物为主，保证膳食纤维的摄入量 25～30g/d，须严格限制单糖、双糖的食物及饮料等的摄入。专家指出，短期采用营养代餐模式的限能量平衡膳食有助于减重，并且耐受性较好，严重不良反应少，但其长期安全性仍待进一步研究。适当补充维生素 D 和钙可增强减重效果。对于合并糖尿病或者糖尿病前期的超重/肥胖人群更推荐限能量平衡膳食。

限能量膳食还有低能量膳食（将正常自由进食的能量减去30%～50%）和极低能量膳食（每日只摄入 400～800kcal 能量）两种模式。这两种模式中，能量主要来自蛋白质。一定程度限制脂肪和碳水化合物的摄入，机体会处于饥饿状态，引起肌肉减少、痛风发生风险增加、电解质紊乱等不良反应，因此并不推荐。要实施这两种方法，必须在专业医生和营养师严格指导下进行，预防并发症的发生，以免给身体带来极大伤害。

高蛋白膳食（high protein diet，HPD）

高蛋白膳食是一类每日蛋白质摄入量超过每日总能量的 20% 或 1.5g/（kg·d），但一般不超过每日总能量的 30% 或 2g/（kg·d）的膳食模式。对于有单纯性肥胖以及合并高甘油三酯血症、高胆固醇血症的人，采用高蛋白膳食较正常蛋白膳食更有利于减轻体重和改善血脂，有利于控制减重后体重的反弹。有研究发现不同膳食模式减重效果差异不大，但 HPD 的饱腹感和依从性更好。HPD 可促进多种胃肠激素的分泌，促使"饱腹感"信号传递给大脑，同时对饥饿有显著的抑制作用。

HPD 能增加饱腹感，有助于保持能量消耗，与常规蛋白质膳食相比，更能显著减轻体重、缩小腰围。对伴有血糖异常的患者能改善胰岛素敏感性，降低血糖水平，但长期应用时应检测肾功能。慢性肾脏病患者如进行高蛋白膳食会增加肾脏负荷，建议合并慢性肾脏病患者在医生和营养师指导下慎重选择。另外同时推荐补充维生素 D 加钙和 B 族维生素等营养素，膳食纤维推荐 25～30g/d，可适量补充鱼油，食用盐 ≤ 5～6g/d，水摄入量建议 ≥ 2 000～2 500ml，以白开水或淡茶水为主，少量多次饮用。高蛋白膳食也须在专业医生和营养师的指导下进行，并根据个体情况选用蛋白粉补充。

间歇性能量限制（intermittent energy restriction，IER）

间歇性能量限制也称轻断食，是按照一定规律在规定时期内禁食或给予有限能量摄入的饮食模式。目前常用的 IER 方法包括隔日禁食法（每 24 小时轮流禁食）、4:3 或 5:2 IER 模式（在连续／非连续日每周禁食 2～3d）等，例如 1 周 5 天正常进食，其他 2 天则摄取平常 1/4 能量（女性约 500kcal/d，男性约 600kcal/d）的饮食模式，也衍生出 6 + 1 断食法及 25 + 5 断食法等类型。

IER 禁食期，能量供给通常在正常需求的 0～25%。正常日的饮食不能过量，断食日尽量选择蛋白和纤维含量高、能量密度低的食物，避免高脂高能量食物。与常规饮食相比，IER 干预可以减轻超重／

肥胖者的体重，改善脂代谢指标，并且也是安全的。研究表明，轻断食可有效减重及预防 2 型糖尿病，对超重和肥胖患者的血糖、胰岛素及低密度脂蛋白胆固醇、高密度脂蛋白胆固醇等代谢指标有改善作用，但也可能会存在脱水、影响睡眠质量及情绪不佳等不适情况。另外需要注意的是，糖尿病患者应用 IER 应注意调整降糖药物以防断食日出现低血糖情况。

低血糖指数饮食

低血糖指数（glycemic index，GI）饮食是指以低 GI 的食物（附录三列举了部分常见食物的 GI 值）为主的膳食结构。GI 是衡量食物引起餐后血糖反应的指标，主要是针对含碳水化合物较多的食物而言。低 GI 饮食提倡摄入未经加工或粗加工的食物，如全谷物、大部分的蔬菜水果、种子类、豆类及其制品、牛奶等，多吃膳食纤维丰富的食物，吃混合餐，即正餐中增加非碳水化合物的摄入。总的来说，低 GI 饮食具有低能量、高膳食纤维的特性，可使胃肠道容受性舒张，延缓饥饿，增加饱腹感，有利于降低总能量摄入。较多研究显示，与高 GI 或低脂饮食相比，接受低 GI 饮食者的体重、BMI、总脂肪含量下降更显著。不仅如此，低 GI 饮食还可降低餐后血糖峰值、减少血糖波动、胰岛素分泌的速度和数量，从而降低餐后血糖和胰岛素应答，促进脂肪酸合成和储存，阻止脂肪动员和分解，降低游离脂肪酸水平和拮抗激素的反应，增加胰岛素敏感性。而研究发现，高 GI 饮食可能触发成瘾症状的神经化学和行为反应，引起血糖和胰岛素水平快速变化，长期摄入高 GI 的食物易造成类似于药物成瘾的的神经信号传导。因此，提倡肥胖者采用低 GI 饮食减轻体重，对肥胖伴有胰岛素抵抗或高血糖的人来说同样合适，而且发生低血糖的风险较小。

代餐食品减重

代餐食品包括部分代餐食品，是为了满足成人控制体重期间一餐或两餐的营养需要，代替部分膳食，专门加工配制而成的一种控制能量的食品。目前代餐食品用于减重也越来越被大众所熟知，如果昔、奶昔、果蔬粉、谷物代餐粉、代餐饼干、能量棒等都是当下比较流行的代餐产品。但实际上，专家对代餐食品有较为明确的规定。2019 年 11 月，中国营养学会发布了首个代餐食品团体标准《T/CNSS 002-2019 代餐食品》，对代餐食品的原料、感官、营养成分、标签、名称等都做了具体的要求，作为行业参考标准。例如，对于代餐食品，每餐所提供的能量应大于等于 200kcal，不高于 400kcal；蛋白质占总能量的 25%～30%，其质量以牛奶蛋白或鸡蛋蛋白为参考蛋白；脂肪供能不超过总能量的 30%，不得使用氢化油脂；以及符合一些维生素和矿物质含量的标准等。而对于部分代餐食品要求又有所不同。这些标准的制定保证了人体宏量和微量营养素摄入的同时控制了总能量的摄入。

相较于传统的控制饮食摄入的方法，代餐食品可减少食物种类和控制食物份量。其中较高的蛋白质和丰富的膳食纤维更能提高饱腹感，有助于控制总热量，并能最小程度减少瘦体重损失，从而保持力量和身体功能及长期维持体重。代餐食品还有一个重要的作用是对食欲的影响。有研究发现，使用代餐食品能够抑制大脑中驱动进食相关的神经网络的枢纽或节点，从而抑制食欲。代餐食品一般是包装食品，便于减重计划执行，且对饮食的依从性和获取食物的便捷性较好，因而备受年轻人的青睐。此外，对于代餐食品减重的安全性，指南也进行了说明：短期应用代餐食品减重是安全的，严重不良反应少，耐受性较好，但长期使用安全性仍待进一步研究。

尽管代餐减重有较多优势，但目前市场上代餐产品鱼龙混杂，品质良莠不齐，大家在选择时不要盲目相信商家宣传，一定要仔细阅读营养成分表和配料表。另外，在这里也需要强调几点：

不建议全天饮食都使用代餐食品，一般代替一餐，最多不超过两餐，最好与牛奶、果蔬等其他食物搭配食用，合理饮食，均衡营养，以免发生营养不良。

代餐可作为没条件控制饮食或制作减重餐的解决方案，但无法替代均衡的日常饮食，不建长期使用代餐食品。可以结合自己的饮食、生活和工作情况短期使用（一般不超过 3 个月），同时配合补充维生素和矿物质，保证减重期间营养充足。若使用超过两个月建议寻求营养师指导。

代餐主要针对的是超重和肥胖人群，普通减脂人群其实没有必要使用代餐减重，适当控制饮食和锻炼才是最健康的选择。另外，不建议孕妇、哺乳期女性、婴幼儿、儿童、病人及老年人食用代餐食品。

全球最佳饮食排行榜

前面介绍了几种中国医学营养专家推荐的饮食模式。其实，全球范围内的饮食模式有近 40 种，《美国新闻与世界报道》在查阅医学文献、官方报告并且咨询专家意见之后，对当前 40 种饮食模式进行评级。这项排行已经排了很多年，且每年更新。将这些饮食模式从是否容易遵循、营养是否全面、是否安全、用于减重的短期和长期效果如何，以及对糖尿病、心脏病的健康影响等几个方面进行综合评价，除得出一个最佳饮食榜单外，还有 8 个分项榜单：最佳减重饮食榜、最佳饮食项目榜、最佳糖尿病饮食榜、最佳健康饮食榜、最快速减重饮食榜、最佳心脏健康饮食榜、最佳植物性饮食榜和最容易遵循的饮食榜，具有非常高的参考价值。

2021 年和 2022 年最佳饮食排前三的是地中海饮食、得舒饮食和弹性素食饮食。2021 年最佳减重饮食排前三的是弹性素食饮食、体重观察者饮食和并列第三的纯素饮食和容积式饮食；而 2022 年最佳减重饮食排前三的是弹性素食饮食、容积式饮食和体重观察者饮食。下面我们来一一介绍。

地中海饮食

2021 年和 2022 年最佳饮食榜首都是地中海饮食，这种饮食主要由全谷物、新鲜蔬果、豆类、坚果、橄榄油构成，每日适量奶制品，每周适量海产品及禽蛋类食物，饮用适量的红酒，红肉和甜食摄入较低。地中海饮食最重要的特点是：以初榨橄榄油为主要食用油，推荐坚果、种子以及丰富的海产品。这种饮食模式不仅对心血管健康有益，对减重、控制血糖、改善认知功能、提高免疫力、预防癌症等也有所帮助。

我们也有中国版的地中海饮食，在新版 2022 年膳食指南中，专家首次正式提出以江浙沪为代表的江南地区和广东、福建等沿海地区的饮食模式"东方健康膳食模式"，其主要特点是食物多样，谷类为主，蔬菜水果充足，经常吃鱼虾水产品，奶类豆类天天有，减少精米、精面、红肉的食用，推荐蒸、煮、涮等清淡少盐的烹饪方式，并且该地区居民拥有较高的身体活动水平。这种饮食模式更适合我国国情，能有效避免营养素的缺乏和肥胖的发生以及预防相关慢性疾病的发生，提高预期寿命。

得舒饮食

得舒饮食，即终止高血压饮食（dietary approaches to stop hypertension，DASH），是美国国立卫生研究院针对高血压人群制订的膳食模式，在 2022 年最佳饮食排名中与弹性素食并列第二。这种饮食模式推荐摄入水果、蔬菜、全谷物和适量的瘦肉、禽肉、鱼肉以及脱脂或低脂乳制品，限制盐的用量，限制肥肉、高饱和脂肪含量的食物以及甜食、含糖饮料的摄入，尽量避免含钠量高的加工食品，该模式具有丰富的钾、钙、蛋白质和膳食纤维，不仅有利于控制血压、预防心血管疾病，对减重也有一定帮助。

素食饮食和弹性素食饮食

素食饮食，也称 Ornish 饮食，是一种以高膳食纤维、低脂食物为主的减重方法，以粗杂粮、蔬菜水果等高纤维的食物为主，控制总能量摄入，配合运动或冥想，是一种减重效果较好的饮食模式，在 2021 年最佳减重饮食排行榜中与容积式饮食并列第三。然而，长期采用素食饮食易导致营养摄入不均，容易出现贫血，维生素 B_{12}、不饱和脂肪酸缺乏等，育龄期女性容易出现月经失调，甚至可引起闭经及不孕。

由于素食饮食的局限性，专家们推荐采用弹性素食饮食模式。这种饮食模式在 2022 年减重饮食榜中位列第一，并与得舒饮食在最佳饮食榜中并列第二。弹性素食是在多数时候以植物性食物为主的基础上，可以每周吃一两次肉，适量摄入豆类及豆制品、鸡蛋、奶制品及全谷物补充蛋白质，并适量增加坚果、藻类和菌菇类食物，并且鼓励每周 5 天有 30min 中到高强度的运动，再加上 2 天的肌肉训练。该种饮食模式不仅能减重，还能有效控制血糖、血脂。

容积式饮食模式

容积式饮食模式是由宾夕法尼亚州立大学营养学教授芭芭拉·罗尔斯提出的，依据能量密度将食物分成非常低密度、低密度、中等密度、高密度这四类。该模式提倡尽量吃能量密度低的食物，比如水果、蔬菜、汤、低脂肉类、脱脂牛奶等，限制高能量密度的食物如比萨、饼干、黄油、糖果、薯片等。

该饮食模式位居2022年减重饮食榜第二位，专家认为容积式饮食法比较有弹性，减重人员更容易遵循和坚持，而且有研究表明该模式可降低空腹胰岛素水平，能预防糖尿病等慢性疾病。

体重观察者饮食模式

2022年减重饮食榜单第三位的饮食模式是体重观察者饮食模式（weight watchers diet），Weight Watchers是总部位于纽约的一个全球体重管理机构（Weight Watchers International Inc.），该饮食模式就是由专门的体重管理机构对减重的会员运用饮食记录管理软件线上跟踪指导、线下组织活动以及运动指导等组合套餐进行减重指导的模式，根据会员的饮食和生活方式偏好，提供很多种方案供其选择，有一定的自由性和灵活性，使会员们更容易减重。

国内一些大医院的科室如营养科、内分泌科或专门成立减重俱乐部来针对肥胖人群开展科学规范减重计划也可归于此类模式，由专业的知识团队和配套产品来协助减重，内容包括合理的饮食指导、规律的运动，部分采取代餐、心理干预、进行线上线下跟踪指导和定期总结等，有团队的监督和指导，再加上会员的积极参与和坚持，减重效果就会比较显著。

生酮饮食

生酮饮食是一种高脂肪、适量蛋白质、低碳水化合物的饮食，最初是儿童难治性癫痫和恶性肿瘤的非药物治疗方法，后因发现其对减重和改善代谢、改善认知功能的优势而应用于减重和糖尿病等领域。生酮饮食中，碳水化合物摄入非常少，肝脏中的脂肪作为能量被利用，分解转化为酮体，酮体代替葡萄糖作为大脑的能量来源。经典生酮饮食脂肪比例通常占总能量的80%～90%，且对碳水的要求较严格，通常少于30g/d。因此，经典生酮饮食基本上仅用于癫痫的治疗。

目前用来减重的生酮饮食，很多都进行了调整和改良，脂肪比例略有下降，同时提高了碳水化合物和蛋白质的比例，所以实施起来相对容易一些。但是对大部分人而言，如果没有专业人员的指导，生酮饮食执行起来仍存在很大的困难，因为它对食物的选择限制很大。像米面制品、薯类、杂豆类、水果、根茎类蔬菜（土豆、山药、南瓜、芋头、胡萝卜等）、富含碳水化合物的加工食品都不能吃；而像各种食用油、坚果、肉类、鸡蛋、黄油、芝士、椰子油这些高脂肪的食物则选择较多。

这种膳食模式对我们以碳水化合物为主的传统饮食模式是一个很大的挑战。也许你可以一两周或者一两个月坚持这么吃，但是一年、两年呢？而且采用生酮饮食也有副作用，会出现便秘、低血糖、饥饿感、恶心呕吐、瘙痒和皮疹，也可能会出现心动过速、高脂血症、高尿酸血症、酮症酸中毒、急性高脂血症性胰腺炎、肾结石、贫血等，长期生酮饮食可能会增加儿童发育迟缓的风险，也会影响成人健康、缩短寿命。生酮饮食在2022年最佳饮食排行中排倒数第三，在快速减重排行榜中排第四，因此除非不得已尽量不要采用生酮饮食，如果采用生酮饮食一定要在专业医生和营养师指导、监测下进行。

综上所述，有很多饮食模式可用于减重，然而一种饮食模式可能并不能完全解决减重问题，减重也需区分不同阶段，采取不同的饮食模式，个体情况各不相同，需要因人而异，因时而异。专业医生和营养师会据此给出个性化的减重方案。比如早期先进行高蛋白膳食，中期用轻断食模式，维持期用限能量平衡膳食，也有些先采用生酮饮食，中间过渡饮食，再采用限能量平衡膳食。不管是选择何种饮食模式，都鼓励同时进行规律运动，每周至少 3 次以上 30min 以上的中等强度有氧运动，以及每周 2 次的抗阻训练。表 3-1 列举了常见体重控制的膳食方法特点和评价。

表 3-1　常见体重控制膳食方法的特点与评价

膳食名称	特点	评价
限能量平衡膳食（CRD）	男性 1 000 ~ 1 800kcal/d，女 1 200 ~ 1 500kcal/d，或在现有能量摄入基础上减少 500 ~ 750kcal/d 营养素供能比为碳水化合物：脂肪：蛋白质 = 50% ~ 60%：20% ~ 30%：15% ~ 20%	有效减轻体重，降低体脂，改善代谢，易长期坚持达到减重目标，无健康风险 适于所有年龄阶段及不同程度的超重及肥胖人群
低能量平衡膳食（LCD）	800 ~ 1 200kcal/d，比正常能量摄入减少 50% 左右 营养素供能比为碳水化合物：脂肪：蛋白质 = 50% ~ 60%：20% ~ 30%：15% ~ 20%	可有效降低体重和体脂，易出现营养代谢问题，需要适量补充微量营养素 需要在营养师或医生指导和监护下使用
极低能量膳食（VLCD）	400 ~ 800kcal/d。能量主要来自蛋白质、脂肪和碳水化合物，受到严格限制	明显减少瘦体重，增加电解质紊乱、出现痛风的风险 一般为医院管理用膳食，需要适量补充微量营养素 必须在医生和营养师严格指导和监护下使用
代餐	以多维营养素粉或能量棒等非正常的餐饮形式代替一餐的膳食	作为限能量平衡膳食的一餐，可有效减低体重和体脂 是营养素补充和减少能量摄入的一种方式，但非可持续饮食方式

膳食名称	特点	评价
轻断食／间歇性断食模式	每周5d正常进食,其他2～3d(非连续)摄取平常膳食1/4的能量(男性600kcal/d,女性500kcal/d),即5：2膳食模式	有益于体重控制和代谢改善,但易出现营养代谢紊乱 不适于孕妇、儿童和青少年 依从性好,长期坚持较易 长时间(如超过2个月)应用需要在营养师的指导下进行
高蛋白膳食	基于低能量膳食,蛋白质摄入占总能量20%以上,以肉类和蛋类等高蛋白食物为主或添加蛋白粉	减脂,保留瘦体重,更适于伴有高甘油三酯和高总胆固醇的成年肥胖者 可增加全因死亡风险 使用时间不宜超过半年 不适于孕妇、儿童、青少年和老年人,以及肾功能异常者
低碳、极低碳水化合物膳食	每天膳食中碳水化合物在20～90g之间。基于低能量膳食,碳水化合物占总能量<40%,脂肪占30%～60%;碳水化合物≤总能量的20%为极低碳水化合物膳食;无碳水化合物膳食常指碳水化合物在20g以下,仅从蔬菜、水果中获得	短期快速减体重,瘦体重丢失增多 不能长期使用,通常不可超过1个月,重度肥胖($BMI > 35kg/m^2$)者可以在营养师或医生指导监护下使用 不适于儿童、青少年及老年人 增加全因死亡率风险;短期内低密度脂蛋白胆固醇、游离脂肪酸升高;血管壁受损;便秘等胃肠功能障碍;肾功能障碍;结肠疾病风险因子;维生素、矿物质等营养素缺乏;骨质流失;易导致抑郁、愤怒等精神症状
地中海饮食	以蔬菜、水果、鱼类、全谷物、豆类和橄榄油为主的平衡饮食结构	降低某些肿瘤风险,减少心血管疾病危险因素和代谢综合征的风险,改善脂肪肝和胰岛素抵抗,改善肾功能 对体重控制没有更多获益
DASH饮食	提倡多蔬果和低脂油。营养特点为低钠、高钾、高钙、高镁和高纤维	预防和控制高血压 如罹患一些特殊疾病如高钾血症、严重肠炎等,此饮食不适用

引自:王有发,孙明晓,杨月欣.中国肥胖预防和控制蓝皮书[M].北京:北京大学医学出版社,2019.

三、西医减重方法并非"灵丹妙药"

有一些严重肥胖患者不能成功地通过饮食、运动和生活行为习惯改变等健康行为管理方式减轻到理想体重，就可能想靠治疗手段来解决体重问题。西医的减重手段主要包括药物及代谢手术治疗。

那些减重的西药

一些西药通过抑制脂肪酶的活性或增加用餐后的饱腹感、抑制食欲等机制达到减重的作用。目前，美国食品药品管理局批准的治疗肥胖症药物主要有奥利司他、氯卡色林、芬特明/托吡酯复方制剂、纳曲酮/安非他酮复方制剂、利拉鲁肽和司美格鲁肽。在我国，目前有单纯性肥胖治疗适应证且获得国家药监局批准的药物只有奥利司他。利拉鲁肽和司美格鲁肽类似于糖尿病患者打的胰岛素样的针剂，能够降低血糖和减轻体重，在国内是作为糖尿病的处方药物，适用于肥胖同时合并血糖偏高的患者，口服降血糖药二甲双胍同样也有减轻体重的作用。

奥利司他是胰腺和胃肠道脂肪酶的抑制剂，可减慢胃肠道中食物脂肪的水解过程。减重效果略差，配合低能量膳食应用一年能减轻3kg的体重。安全性很好，很少出现严重不良反应，但会因为频繁的胃肠道反应如排便次数多、油性便、腹胀等影响依从性，长期应用会导致脂溶性维生素（维生素 A、维生素 D、维生素 E、维生素 K）的缺乏，影响脂溶性药物如环孢素、胺碘酮、抗惊厥药和左甲状腺素的吸收，有慢性吸收不良、胆汁淤积的人群和孕妇也要慎用。

氯卡色林是一种选择性5-羟色胺2C受体激动剂，可增加饱腹感，抑制食欲从而减轻体重，另外还可以加速脂肪酸的氧化分解，达到减重效果。用于初始BMI $\geqslant 30kg/m^2$ 或 $\geqslant 27kg/m^2$ 并伴有至少一种体重相关合并症（如高血压、血脂异常和 2 型糖尿病）的成人的长期体重控制。有研究显示，氯卡色林除减重外，对肥胖引起的 2 型糖尿病、肾功能不全等也具有一定的改善作用。氯卡色林需要经肝脏代谢和肾脏排出，因此须定期检测肝功能和肾功能，如受损严重应禁用。常见副作用包括头痛、头晕、上呼吸道感染、恶心呕吐、便秘及口干等；吃降血糖药者可能会增加低血糖的发生，孕妇慎重；避免和导致 5- 羟色胺综合征的药物同时使用，以免发生注意力和记忆力障碍。

芬特明 / 托吡酯复方制剂是芬特明（一种短期食欲遏抑药）和托吡酯（一种神经系统药物）的联合用于治疗肥胖。芬特明可促进去甲肾上腺素释放而产生抑制食欲的作用；托吡酯可激动 γ 氨基丁酸受体，用于治疗癫痫和预防偏头痛，尽管其治疗肥胖的机制尚不确定，但它通过增加饱腹感、增加能量消耗、减少能量摄入和引起味觉异常发挥减重作用。两者联合比单独治疗肥胖或癫痫所需剂量要小，安全性更高，可长期应用。但是其副作用比较多，包括感觉异常、恶心呕吐、味觉障碍、便秘、口干、头晕、抑郁、焦虑、易激惹、自杀念头、睡眠障碍和注意力不集中等。严重肝肾受损、血管性疾病、高血压、甲亢、青光眼者、孕妇、严重焦虑症和躁狂症者禁用。

纳曲酮 / 安非他酮复方制剂也是两种药协同作用来控制食欲，减少过度进食行为。纳曲酮是阿片受体拮抗剂，用于戒断酒精和阿片样物质，而安非他酮为多巴胺和去甲肾上腺素再摄取抑制剂，临床用于治疗抑郁和戒烟。需要注意的是该药物在批准的同时还添加了"黑框"警告：可能会增加自杀及其他精神疾病的风险。常见的不良反应包括恶心、呕吐、便秘、眩晕及口干等。由于会引起血压升高和心率增快，高血压患者禁用。

利拉鲁肽和胰高血糖素样肽 −1 受体激动剂，最初作为降血糖药上市，可作用于下丘脑摄食中枢，增加饱食信号，减少食欲，调节摄食和血糖，每日皮下注射治疗，可长期应用。与利拉鲁肽同样作用机制的还有司美格鲁肽，但只需一周注射一次。主要副作用是胃肠道症状，如恶心、呕吐、腹泻、便秘、消化不良、腹痛、胰腺炎、头痛等。建议逐渐增加使用剂量以减少不良反应。肝肾功能不全、孕妇、哺乳期女性、18岁以下儿童、胰腺炎病史者慎用，有甲状腺髓样癌既往史或家族史以及多发性内分泌肿瘤综合征Ⅱ型者禁用。

二甲双胍通过增加机体组织对胰岛素的敏感性，促进葡萄糖的利用，抑制糖异生等，降低空腹和餐后血糖，对于肥胖的2型糖尿病患者可作为首选用药，可以降低体重和腰围，但疗效不明显。不良反应为可发生肌肉酸痛、嗜睡、呼吸窘迫的乳酸酸中毒症状，严重者可危及生命，须监测血糖、肾功能、血常规等指标，二甲双胍可干扰维生素 B_{12} 的吸收导致贫血，服用二甲双胍时不建议饮酒以免影响乳酸代谢。患有严重心肺疾病、严重糖尿病并发症、肝肾功能不全、严重外伤和感染、孕妇、哺乳期女性和儿童禁用，二甲双胍与其他药物会相互作用，因此需要密切监测和调整。

除了以上药物，现在市面上还有一些非处方的减重产品。有些含有利尿剂，使机体快速排出水分，造成减重的假象；有些所含成分和剂量不明，甚至造成肝肾功能损伤，非常不利于身体健康。药物减重仅作为减重的辅助手段，长期服药减重可能会让患者忽视了对饮食的控制。不同的药物有不同的适应证及禁忌证，个体对药物的耐受情况也不尽相同，所以药物减重一定要在专业医生的指导及定期监测下进行，不可贸然自行使用或更改用量，药物减重也需将饮食控制和锻炼结合，才能达到理想效果。

减重手术需慎重

减重代谢手术是采用手术方法改变消化道容积或消化道途径，以改变患者食物摄入量和食物吸收方式，以达到减重和调节内分泌的作用。减重代谢手术有严格的适应证和禁忌证，适应证还需分为单纯性肥胖和是否合并2型糖尿病进行考虑。简单来说，若为单纯性肥胖，BMI > 32.5kg/m²，若经改变生活方式和内科治疗后仍难以控制，则可积极考虑手术治疗；若合并糖尿病，则需结合病人的年龄、胰岛功能、糖尿病并发症等情况综合评估，符合适应证并排除禁忌证的肥胖患者才可选择手术治疗。

减重代谢手术历经60余载，经过时间检验，能持续稳定获益的手术方式成为各大医院的主流。医生会对肥胖患者进行综合评估，之后给出适宜的手术方式。

目前，按照治疗机制原理不同，减重代谢手术主要分为两大类：一类是把胃切掉一部分，通过缩小胃容量减少食物的摄入；另一类是重建肠道顺序，减少食物经过肠道的时间，使食物来不及充分吸收就被排出去，从而达到减重的目的。如图3-1所示，当前被广泛接受的手术方式有腹腔镜袖状胃切除术（laparoscopic sleeve gastrectomy，LSG）、腹腔镜Roux-en-Y胃旁路术（laparoscopic Roux-en-Y gastric bypass，LRYGB）。除此之外，研究还发现，代谢手术引起的胃肠道激素（如胰高血糖素样肽-1、瘦素、YY肽和饥饿素等）水平改变、营养物质（如胆汁酸）代谢以及肠道菌群变化等都是引起术后体重下降的重要原因。

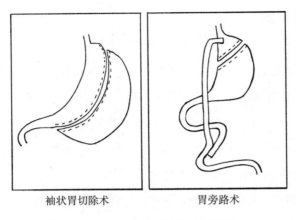

袖状胃切除术　　　　　　　　胃旁路术

图 3-1　减重代谢手术的主要术式

通过减重代谢手术可实现减重，减少肥胖并发症，提高生活质量，降低远期治疗花费等。不过，凡事有好的一面，也有不好的一面，选择手术的患者应充分了解手术方式和潜在风险。

除了做好术前、术中及术后的管理，还须做好可能出现术后短期并发症和长期并发症风险，如消化道瘘、出血、静脉血栓栓塞、内疝、肠梗阻、感染、术后低血糖、胆石症、肾衰竭、呼吸衰竭、胃食管反流、倾倒综合征等的心理准备。此外减重代谢手术术后可能会长期存在营养不足，易引起 B 族维生素、维生素 D 和矿物质的缺乏而导致贫血、骨质疏松等症状，因此术后需要常规补充复合维生素、铁、钙等营养素。术后一年内须严格遵守减重代谢手术后的饮食指导，还须持续保持健康的生活方式和良好的饮食习惯，并积极配合专业医生和营养师进行定期随访观察。

请看一个真实的例子。28 岁的姑娘小美从超过 100kg 成功减重到 46.5kg，但她却说，如果再给我一次机会，我可能不会选择走这条路。

刚开始小美也是进行了单纯的生活方式干预，但是由于效果不显著，经过一番考虑后她最后选择了减重手术。胃减容术相对来说是所有减重方法中体重下降最快的，但与此同时，它的风险也是最不可控的。术后初期，她的体重也确实按预定计划逐渐减轻。但随后小美放松了管理，没有遵循医生的要求定期随访。体重秤上的数字在达到她的期望体重后，仍然在不受控制地逐渐下降，最夸张的时候一天内瘦了2kg，最终体重稳定在41kg左右，并且出现了一系列的问题：厌食、消化不良、营养不良、重度贫血、头晕、脸色苍白等。上述症状正是胃减容术的不良反应——胃切除后导致吸收功能下降，从而产生营养不良、贫血等症状。因为术后的不良反应，小美多次在医院住院治疗。一年内，小美从苦恼如何减重到常常考虑该如何增肥。因为各种焦虑的情绪交织，她开始自行尝试吃很多高热量的食物，以达到增重的目的。最终，经过外科医生面诊给予调整治疗方案，营养师定制个性化的贫血食谱，以及多次营养宣教后，她改掉了平时感到饥饿就拿蛋糕当点心吃的习惯，学会了正确选择食物，体重也慢慢趋于平稳。

减重手术看似"躺瘦"，实际存在隐形风险，还是要引起重视。某种程度上说，手术是肥胖的"终极法宝"，但并不是"一劳永逸"的"武器"。选择减重代谢手术减重需要多学科团队医生在严格遵循适应证综合评估、权衡利弊后，自身在充分了解手术风险和获益以及术后密切随访等情况后慎重考虑。

除了减重代谢手术，还有另一种手术方式，就是脂肪抽吸术，如吸脂术、局部脂肪切除术等，利用现代科技手段如负压吸引或超声、共振、激光等技术减少多余的皮下脂肪，以达到瘦身塑形的效果。听着感觉特别简单有效，但手术并发症也较多，如血栓栓塞、脂肪栓塞、肺水肿、腹腔内脏器病变等，重者甚至有可能导致死亡。另外，脂肪抽吸术后恢复过程较长，患者会经历较大痛苦，很可能造成皮肤松弛，如果没按照专业医生的指导穿戴塑身衣，也很可能会因脂肪受力不均导致凹凸不平的情况。术后患者如不注意控制饮食和锻炼身体，随着时间的推移，剩余的脂肪细胞体积可能会增大导致体重反弹。

总之，大家一定要擦亮眼睛，理性对待多种多样的减重方法，如有减重需求一定要到正规医疗机构找专业医生和营养师进行指导，慎重选择侵入性手术方式。牢记饮食控制以及规律的体力活动在减重中永远起着举足轻重的作用。

四、中国传统医学对减重的传承及创新

中医对肥胖问题的记载最早来自中医著作《黄帝内经》，后来成为中医减重方法的理论基础和依据。中医认为，肥胖乃过食肥甘膏粱厚味，以及久卧、久坐、少劳所致，其病理机制归结为多痰、多湿、多气盛，与脾胃密切相关。肥胖根据体质可分为胃热湿阻型、脾虚湿阻型、气滞血瘀型、脾肾阳虚型，个体需根据自身情况分型调理。

中药减重须辨证施治

中医药文化博大精深，减重的单味中药如薏仁、山楂、黄芪、枸杞、决明子等，复方如大山楂丸、逍遥丸、四物汤、调胃承气汤等，药膳食疗如冬瓜参芪鸡丝汤、鲫鱼汤、冬瓜薏仁粥、益气降脂汤等。因中药成分及作用机制不同，对肥胖者须辨证分型施治，选择不同的药物组方。

一般市面上中药茶包的药物成分是固定的，对一部分人可能比较适合，但对其他不同体质的人就不一定合适，须在辨证施治的基础上

进行调理。中药茶包里面一般会有荷叶或番泻叶，再加上决明子、冬瓜之类的成分。荷叶和番泻叶致泻效果比较好，但是不能治根，食用过量或长期服用会影响肠胃正常功能，重者甚至会引起恶心、呕吐、腹痛、厌食甚至消化道出血等情况，一般体质虚弱者、经期女性、孕妇、哺乳期女性以及慢性腹泻者慎用。

除了中药茶包，市面上还有一些减肥贴，常规是贴肚脐，也有针对脂肪易堆积的部位，如大腿、腰、手臂等的局部敷贴。这类减肥贴一般都含有艾草，有些会有荷叶、冬瓜皮、金银花、益母草等成分，利用温热的刺激将中药通过穴位送入体内，来调节内分泌和机体代谢以起到减重的作用。然而，有皮肤疾病的患者不宜经常敷中药包，易引起病菌感染；皮肤敏感的人也容易导致过敏、皮疹等；中药敷贴如果温度不适宜也可能会烫伤皮肤。

中医技术各显神通

针灸减重是当前减重市场中比较受欢迎的一种。针灸是由针法和灸法构成，针法通常是用毫针按照一定的角度刺入体内，用捻转和提插等手法刺激人体特定部位从而达到治疗的目的；灸法则常用艾条在体表的穴位上烧灼、熏熨，用热刺激来防治疾病。针灸可通过调节内分泌系统中的下丘脑－垂体－肾上腺皮质轴和交感－肾上腺髓质系统，调理五脏六腑，加快基础代谢，调节脂质代谢，并有效调节内分泌系统，以达到减重的目的。但如果针灸操作不当，也有可能损伤身体，比如可导致毛细血管破裂、脏器受损、引发传染病等，经期女性如针灸会导致月经量增加和时间延长，出现以上不适时必须到正规医疗机构就诊。

中医拔罐通过排出罐筒内空气、形成负压使其吸附在体表，以防治疾病。通过吸和拔，引起局部组织充血或淤积，促使经络通畅、气血旺盛，具有活血行气、止痛消肿、除湿、退热等作用，从而起到减重的效果。拔罐的机制和效果其实与针灸相似，二者可以结合应用。需要注意的是拔罐时间不可过长，否则容易损伤皮肤，导致皮肤感染，拔罐后也不可马上洗澡特别是冷水澡，易因皮肤毛孔张开，引起感冒。

推拿按摩作为一种无创的中医传统手法，可通过穴位的选取结合不同的推拿手法起到减重的效果，比如对腹部肚脐一周进行顺时针按摩，对脂肪堆积部位进行拿捏按摩等。有研究表明，按摩在改善体质、体重等指标以及脂肪代谢方面起到一定的效果。但如果手法不当、穴位没找对，可能会导致恶心、头晕、局部疼痛等情况出现。而且按摩减重的效果并不明显，不容易坚持。

中医减重中还有一种技术是穴位埋线，目前主要应用 0 号和 1 号羊肠线侵入人体，埋在背俞穴、募穴和夹脊穴等穴位来减重，主要减腰、腿、上臂的部位，埋线 7～15 天可自然吸收。有研究认为，埋线能够增强下丘脑腹内侧核饱食中枢的兴奋性，能抑制食欲。需要注意，如手法、部位不当可产生结节，也可能出现过敏、感染等，或者受温度影响出现行走受阻等其他情况，需要详细咨询诊治医师及专业技术人员进行评估操作。体质不同采用穴位埋线的效果也不同，对于体质虚弱的肥胖者不建议使用。

市面上的中医减重方式多种多样，存在良莠不齐的状况，要注意选择适合自己的方式。另外，要避免去小的美容店、私人中医诊所等，应去正规医疗场所，请有资质、有经验的医师进行诊治、操作，避免健康损伤。当然，不管采取什么方式，饮食控制及坚持运动仍然是最有效的方式。中医减重有一定的作用，但不可过于依赖。

第四篇

重新认识食物

　　进食是所有动物为生存而进行的本能行为，而独独人类赋予食物情感价值。人类经历了漫长岁月，孕育出纷繁多彩的饮食文化。如今，随着生活水平提高，各地区的饮食文化在相互交流糅合的同时，又保留了各自的独特风格。灯火通明的餐饮商铺和琳琅满目的零食饮料盛行的同时，我们具备更多的条件去了解和认识食物。如孔子所说，"人莫不饮食也，鲜能知味也"。总归是要细嚼慢咽，用心体会，才能回馈和滋养自己的身与心。

一、最具争议的糖

人体的能量来源主要是碳水化合物、脂肪和蛋白质，其中碳水化合物是自然界中存在最多、分布最广的有机化合物，也是最简单和最重要的能源物质。植物体通过吸收空气中的二氧化碳和水，在光合作用下生成碳水化合物。

食物中的碳水化合物有几种，大致分为糖、寡糖和多糖（图4-1）。葡萄糖、半乳糖和果糖属于单糖，而麦芽糖（2个葡萄糖组成）、乳糖（1个半乳糖＋1个葡萄糖组成）、蔗糖（1个果糖＋1个葡萄糖组成）是常见的双糖。寡糖又称低聚糖包括麦芽糊精、低聚果糖、棉子糖、水苏糖等，一些低聚糖存在于水果和蔬菜中，尤其是大蒜、洋葱和豆类食物。多糖是由很多单糖通过糖苷链接在一起形成的聚合物，需在体内消化水解转化成葡萄糖才能被吸收利用，包括淀粉、膳食纤维等。吃米饭时在嘴里多嚼一段时间就会感觉有甜味，就是因为唾液里的淀粉酶把淀粉水解成了有甜味的麦芽糖。单糖和双糖摄入后很快就会被吸收，因此会引起血糖较大波动，又称为简单碳水化合物，主要来源有白砂糖、糖果、蜂蜜、含糖饮料、果汁、糕点、甜食等。而多糖需要消化水解的步骤多，在体内缓慢分解为单糖释放能量，又称复杂碳水化合物，如大米、面粉、全谷物、豆类、薯类、富含纤维的水果和蔬菜等。越复杂的碳水化合物饱腹感强且对血糖和胰岛素的刺激较小，因此未经加工的全谷物和纤维含量丰富的碳水化合物是我们较为推荐的糖类，可作为健康控糖和控制能量摄入的来源。

还有一类特殊的多糖即膳食纤维如纤维素、木质素和果胶等，它们不能被肠道的消化酶消化，也不能提供能量。不可溶性膳食纤维能够刺激肠壁，促进肠道蠕动，还能吸收水分软化大便，起到防治便秘的作用。可溶性膳食纤维具有亲水性和凝胶性，可以吸收肠道中的水分形成凝胶状物质，腹泻时有利于使大便成形。此外，还能增加饱腹感并延缓食物的吸收，对降低餐后血糖有益。

弄清楚了糖的本质后，我们就知道哪些糖能吃哪些糖要少吃。

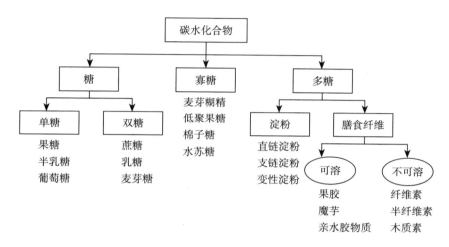

图4-1　主要的膳食碳水化合物分类和组成

你真的懂"抗糖"和"减糖"吗

很多读者注意到社会上流传有不少关于"抗糖""减糖""低碳"的观点，会来问医生："减重是否需要抗糖呢？"本书的答案是：一分为二地看问题。

首先，"抗糖"主要是杜绝"游离糖"。游离糖指的是食品中添加的单糖和双糖，以及天然存在于蜂蜜和果汁中的糖。简单来说，就是天然食物本身来源以外的糖，包括白砂糖、红糖、玉米糖浆、葡萄糖、果糖、乳糖、麦芽糖等。比如喝咖啡时添的糖，烘焙蛋糕里的糖，各种饼干、糖果、含糖饮料里的糖。其次，明确复杂的碳水化合物，即多糖聚合物是"优质糖"。它能有效供能，满足机体生理需求且经济。对于身体来说，优质糖从谷物、薯类（根茎类）、水果、蔬菜和豆类中摄取就已经足够。需要注意的是，水果里的糖虽然原本不是游离糖，但榨成汁后就含有游离糖了。水果榨成汁后已经把细胞壁破坏了，纤维素也有损耗，糖分便直接地暴露，迅速进入血液中，从而影响血糖波动。水果虽好，也不要贪多，更不建议榨成果汁。

WHO在《成人和儿童糖摄入量指南》中建议，在整个生命历程中都应减少游离糖的摄入量。成人和儿童游离糖摄入量应减至摄入总能量的10%以内，如能进一步将其降至低于摄入总能量的5%，会给健康带来更多好处。不妨估算一下自己吃的糖是否超标。对于一个体重为60kg（能量需求为1 800kcal）的成年人来说，10%的总能量相当于45g糖，5%的总能量不超过25g的糖。如果把碳酸饮料中的糖折算成白砂糖，100ml的饮料约含10g糖，也就是说喝完一整瓶300ml的碳酸饮料，就已经超过了一天的糖的适宜摄入量。

这也可以说明为何目前"抗糖"产品如此火爆。除了铺天盖地的宣传外，也是不少消费者寻求"心理安慰"的结果。从这个层面上讲，规律的作息和均衡饮食要对健康有意义得多。对于想减重的人来说，最简单的"抗糖"法则就是除天然食物本身的糖以外，少吃或不吃加工的糖。

自媒体时代，人人都是信息的传播者。我们在网上可以看到各种提倡生酮饮食、不吃主食减重的文章，这些文章将碳水视为"洪水猛兽"，一味鼓吹低碳饮食减重。事实果真如此吗？实际上，自然界绝大部分食物都含有碳水化合物，中国居民膳食宝塔的最底层就是五谷杂粮。说到底，并不是碳水化合物使我们变胖，而是因为我们吃的碳水越来越精细，添加糖、加工糖越来越多了。

糖本身不可怕，可怕的是我们缺乏辨别它的能力。减重和均衡的饮食不能缺少优质碳水化合物。杂粮、薯类（根茎类）、种子和蔬果除了提供优质的碳水外，还富含膳食纤维和人体所需的各种微量营养素，因此，糖不可缺。

保持血糖稳定

想要控制体重，保持血糖平衡是关键。所谓"饥不择食"，当血糖水平偏低，身体就会产生饥饿感，血糖继续下降会出现心慌、乏力、手抖、出冷汗等低血糖表现，这时候大脑只想要迫切地吃东西填饱肚子，至于吃什么早就失去理智了。相反，当血糖水平过高时，身体会分泌大量胰岛素，快速将多余的血糖迅速转化为糖原和多余的脂肪存储，以维持血糖平稳。如果长期进食过多的简单碳水化合物，就会使得血糖波动较大，胰岛素功能负担过重，脂肪堆积，增加患糖尿病的风险。因此，除了控制那些消化吸收速度快的游离糖以外，选择对血糖影响小的食物也就是低 GI 饮食，对控制体重尤为重要。

GI 表示某种食物升高血糖效应与标准食品（通常为葡萄糖）升高血糖效应之比，反映食物与葡萄糖相比升高血糖的速度和能力。通常把葡萄糖的 GI 定为 100，需要注意的是，GI 主要用来衡量碳水化合物对血糖浓度的影响。食物 GI 的等级划分如下：

低 GI：< 55

中 GI：55 ~ 70

高 GI：> 70

低 GI 食物意味着食物在胃肠中停留时间长，葡萄糖释放缓慢，从而升高血糖也慢，简单说就是血糖的波动比较低；而高 GI 食物进入胃肠后消化快、吸收率高，葡萄糖释放快，血糖升高也快。为了保持血糖平稳，要多参考食物 GI 值。中国人的饮食习惯以谷类食物为主，而目前主食存在过于精细的问题，像白馒头、白面包、白米饭和面条等常见的主食 GI 都较高，可以添加粗杂粮、杂豆等低 GI 食物，混合食用来降低升糖指数。另外，食材的软硬、生熟、黏稠度和烹饪方式对 GI 值也均有影响。

但是，GI 仅仅是反映一个食物升血糖的能力，并没有考虑到食物的摄入量，GI 高的食物，如果碳水化合物含量很少，尽管其容易转化为血糖，但其对血糖总体水平的影响并不大。由此看来，GI 值仅仅反映碳水化合物的"质"，并未反映出实际摄入碳水化合物的"量"，脱离碳水化合物含量及食物总体积、含水量等因素，仅看 GI 值判断升糖效果意义不大。为了解决这个问题，便提出了另一个指标，即血糖负荷（GL），GL = GI × 碳水化合物含量（g）/100。与 GI 类似，食物 GL 也分为如下三个等级：

低 GL：< 10

中 GL：10 ~ 20

高 GL：> 20

例如，西瓜的升糖指数虽然较高（GI 为 72），对糖尿病患者来说可能不建议食用，但是西瓜的碳水化合物含量较低。如果食用 100g 西瓜（约含碳水化合物 6g），其 GL = 72×6/100 = 4.3，是较低的 GL；如果食用 300g，其 GL = 72×18/100 = 12.9，是中等的 GL。再如大米 vs 土豆（表 4-1），尽管二者的 GI 相差不大，但是进食同样量，土豆的 GL 值明显低很多。所以相对而言，吃蒸土豆比白米饭更有利于维持血糖稳定。也就是说，选择食物的时候，GI 值只是一个参考，要综合考虑食物的摄入量。

表 4-1　大米 vs 土豆

	GI	碳水化合物含量 /100g	摄入 100g 食物时的 GL
大米	83.2	77.2	64.2
土豆	62	16.5	10.2

实际生活中，我们并不推荐刻板的教条化饮食，因为这样就会缺乏探索食物本来的乐趣，但是掌握科学健康饮食原则与探索食物的乐趣并不违背。我们一顿饭为混合饮食，荤素搭配，食物种类多样化，也可以做到低 GI 饮食同时，减少血糖波动。

喜好主食的"中国胃"怎么吃才不会胖

谷类食物含有丰富的碳水化合物，也是 B 族维生素、矿物质、蛋白质和膳食纤维的重要来源。我国膳食指南提倡"食物多样，谷类为主"的平衡膳食模式，不仅仅是出于营养学的考虑，还兼顾中国饮食文化的背景。不知道大家是否尝试过用面包、红薯、土豆等碳水化合物去替代米饭？大约一两周后，切断米饭供应的中国胃总会觉得少了些什么，怎么吃都不满足。

饮食结构主要受历史原因和生理原因两个方面影响。历史上我们较早发现和开始驯化种植水稻，宁波的河姆渡遗址中发现的稻谷遗迹更是被认为是中国最早的稻谷。《史记》上就有秦人吃稻米的记载了。谷物的碳水含量最丰富，水稻的获取成本低，营养比较均衡，能较好满足一日能量所需。但是现代人为了追求口感，过度加工谷类，导致部分营养素损失。因此，避免选择过度加工的食品，粗细粮混合搭配，是解决精白米面营养缺陷的好措施。

单吃主食或摄入精制类碳水过量最容易刺激血糖，同时胰岛素也会飙升，长期刺激胰岛素分泌，可能出现胰岛素抵抗。一旦胰岛素抵抗，你也就离开始变胖不远了，因为身体会一直收到储存脂肪的信号。这也是年轻人不容易吃胖，但是年龄稍大后就容易变胖的原因——胰岛素抵抗导致的肥胖。

很多人都有碳水上瘾的情况，主食容易吃多，同时吃很多脂肪。"碳水 + 油脂"才是真正变胖的罪魁祸首。那么，日常生活中我们要怎么做呢？

· 将全谷物加入米饭中，比如糙米、燕麦、薏仁、荞麦、藜麦等，不仅膳食纤维丰富，也让我们的主食健康多样。

· 薯类主食化，选择一些根茎类蔬菜，如土豆、南瓜、山药等作主食，这些食物与米饭、面条相比，碳水化合物含量少，膳食纤维含量多，饱腹感强。

· 巧用豆浆机、破壁机制作五谷豆浆、全谷物米糊，使全谷物食物口感更好。

· 建议吃"干"不吃"稀"，吃"硬"不吃"软"。比如：吃杂粮饭、青菜包、鸡蛋饼，而不要吃熬煮时间较长的面糊、白粥、泡饭、软烂的面片 / 面条、白面包等。原理就是烹饪时间越长，食物越软烂，意味着越好消化，升糖越快。

· 提倡"荤素搭配"，蛋白质和膳食纤维类食物与碳水化合物的混合餐能降低食物的血糖生成指数，而不是一餐只吃纯淀粉类食物。

· 偶尔贪图精制主食的口感，一定记得适量摄入，并且有必要花时间进行适量的运动去消耗，避免能量过剩。

二、适量蛋白质助力减重

当减重时出现饥饿、乏力、贫血等状况时，应及时就医，寻求医学帮助。这时不应单纯把症状归结于自身体质虚弱或者意志力差，很可能是选择了错误的减重方式，身体处于不健康状态而发出警示信号。

蛋白质是构成人体组织、细胞的成分，人体的每个组织器官：毛发、皮肤、肌肉、骨骼、内脏、大脑、血液、神经等都有蛋白质作为组成成分。可以说，蛋白质是一切生命的物质基础，没有蛋白质就没有生命。在正常成人体内，蛋白质含量占体重的 16%，人体内的蛋白质每天都处于不断合成与分解的动态平衡中。同时，蛋白质还具有促进新陈代谢、维持机体免疫功能、在血液中运输氧气和营养物质、提供能量等多个功能。

而我们日常所说的补充蛋白质，指的是需要补充构成蛋白质的成分——氨基酸。人体中绝大多数蛋白质由 20 种氨基酸组成，对成人而言，亮氨酸、异亮氨酸、蛋氨酸、赖氨酸、苯丙氨酸、苏氨酸、缬氨酸和色氨酸这 8 种氨基酸不能由人体合成，需要从食物中获取，称为必需氨基酸，另外，组氨酸为婴幼儿所必需。食物中蛋白质营养价值的高低，主要取决于所含必需氨基酸的种类、含量及其比例是否与人体所需要的相近。一般说来，动物性食品，如瘦肉、奶、蛋、鱼中的蛋白质都含有 8 种必需氨基酸，各种氨基酸的比例恰当，氨基酸模式与人体接近，因而容易被人体吸收利用，称为优质蛋白质。而在植物性食品中，只有大豆是完全蛋白，且从消化角度来说，植物来源蛋白由于含有一些植物化学物和更多的膳食纤维，在消化率上要低于动物蛋白。因此，动物蛋白消化吸收率普遍高于植物蛋白。

但是，摄入大量动物蛋白的同时，往往会伴随着较高的动物油脂和胆固醇摄入。所以不能单纯从利用率上来决定只选择哪种食物。补充蛋白质可以参考以下原则：

·食物的生物属性越远越好。例如，鱼和豆腐一起吃，其效果优于单独用植物性食物或单独用动物性食物。

·搭配食物的种类越多越好。品种越多，氨基酸的种类越多。坚持膳食平衡、饮食多样化，从而提高食物吸收率。

那些减重期间不敢吃肉，靠吃素食降低能量摄入的人，往往一味地追求电子秤上的体重数字的下降，但这可能只是表象。缺乏蛋白质摄入会降低饱腹感，食欲会增加，即使有了体重减轻也是暂时性的，食欲的增加会导致摄入更多能量。

人体的肌肉含量决定了基础代谢率，肌肉含量越高，基础代谢率越高，减重效果也越好。在减重过程中维持氮平衡很重要，它同时还具有降低心血管疾病风险、增加骨矿物质含量等作用。蛋白质摄入不足会还引起自身肌肉消耗，降低基础代谢率，这样的减重并无意义。不仅如此，身体也会出现各种问题，如免疫力下降、代谢降低、睡眠质量下降，最终形成易胖体质等。

三、让人又爱又恨的脂肪

有人认为，减重就要避免油脂摄入，或者完全不摄入，所以烹调方式只采用水煮、清蒸，这是不正确的。适量油脂对维持人体健康必不可少，脂溶性维生素的吸收必须依赖油脂作为载体，人体才能很好地消化、吸收。脂肪酸通过参与磷脂分子的构成，影响磷脂所在生物膜的活性，从而产生有益于或有害于生命器官的作用。长期缺乏必需脂肪酸会使皮肤缺乏光泽，易长皱纹。

脂肪根据食物来源可分为饱和脂肪酸和不饱和脂肪酸（如图4-2）。一般来说，在常温下呈固态的，是饱和脂肪酸含量高的脂肪，如猪油、牛油、羊油以及动物乳中的奶油等；能保持液态的，则是不饱和脂肪酸含量高的脂肪，如芝麻油、花生油、大豆油和茶油等。

饱和脂肪酸的主要来源是家畜肉和乳类的脂肪，还有部分植物油（如棕榈油、椰子油等）。需注意这类脂肪的摄入，防止摄入量过高而导致总胆固醇、甘油三酯和"坏胆固醇"升高，易形成动脉粥样硬化，增加冠心病风险。

不饱和脂肪酸进一步还可分为单不饱和脂肪酸和多不饱和脂肪酸2种。单不饱和脂肪酸多存在于橄榄油、茶油、菜籽油和坚果中，对人体胆固醇水平、胰岛素水平、血糖水平的调节大有益处。多不饱和脂肪酸是人体必需脂肪酸，通常分 ω-6 脂肪酸和 ω-3 脂肪酸。亚油酸属 ω-6 系列，多来源于大豆油、玉米油等常见的家庭用植物油。α-亚麻酸、EPA（二十碳五烯酸）和 DHA（二十二碳六烯酸）属 ω-3 系列。人体不能合成亚油酸和亚麻酸，必须从膳食中补充。但是，亚油酸的食物来源非常广泛且含量丰富，中国人饮食一般烹饪用油较多，因而不会缺乏，反而存在摄入过多的问题。过量的 ω-6 脂肪酸在体内会产生促进血小板聚集、引发慢性炎症、促进癌变等作用。而 ω-3 脂肪酸则恰恰相反，可以起到缓解和抑制炎症的作用，其主要来源于亚麻籽油、深海鱼油、藻油等。

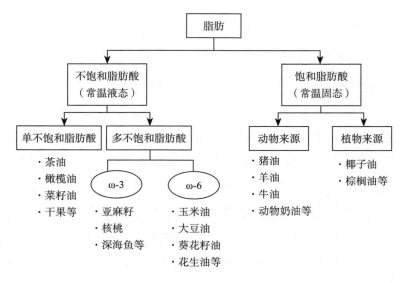

图 4-2　脂肪的分类和组成

　　反式脂肪酸主要见于氢化加工的植物油，饼干、丹麦酥、蛋糕、油炸食品、咖啡伴侣、炼乳以及花生酱等食品是其主要来源。警惕在食品配料表中含有"代可可脂、植物黄油、植物奶油、氢化油、起酥油"等成分的食品。这类脂肪会使血清"坏胆固醇"升高，而使高密度脂蛋白胆固醇（即"好胆固醇"）降低，增加心血管系统疾病、糖尿病、肥胖、癌症及其他疾病的风险，潜在危害不容小觑。

四、选择比努力更重要

　　不期而遇的饭局，最新口味的饮料，不自觉拆开的零食——在这些食物不知不觉被干掉后，有控制体重意愿的人往往会痛下决心，在周计划里写进诸如"蔬果汁日"或者"排毒日"等计划，来减掉"甜蜜"的负担。起初，体重秤上数字变化带来的惊喜会让人洋洋得意，认为自己能够掌控好自己的身体，游刃有余地给能量做加减法。而这背后的代价，往往就是水分丢失——减的重量大部分来自身体水分。每个细胞都被饿扁了，后来稍微一吃饭，体重马上又反弹回来。而且，在不合理的能量减法日以后，往往面临着身心都极度渴望进食的困扰。一来二去，挨饿丢失身体的水分，控制不了又暴食一顿，这简直是对胰岛功能的轮番拷打。这样反复消耗，随着年龄增长，身体各方面机能会因此悄悄开启"保命"模式：保存能量，减少消耗。通俗来说，我们会感受到年龄大了代谢大不如前，在能量加减法方面不科学地"走捷径"则会加重代谢问题。

便利店的冷柜为上班族提供了一日三餐的多重选择，有三明治、饭团、蛋糕、即热杯状年糕、各式各样的盒饭和饮料等，这给不擅长和不爱下厨的人开启了一片新大陆。也有不少人是便利店新产品的探索者，热衷于试吃层出不穷的加工食品。食品制造业在产业革命以后蓬勃发展，许多食品在"好吃受欢迎"的背后，还有"可以赚大钱"这一商业利益。很多食品即便吃着不甜，但仍含有"看不见的糖"——碳水化合物，且比例不低。正常人在摄入糖类后会刺激胰岛素分泌，但是长期高糖饮食会使胰岛功能逐渐减弱，胰岛素分泌不足或延迟，血糖再上升，就会导致糖尿病的发生。摄入过量的碳水化合物在完成生理功能任务后还会被身体利用，以脂肪的形式储存。

因此，选择比努力更重要。选择更适宜的食物是我们控制体重的关键。首先要明白，不存在一劳永逸的超级食物——一种食物不能同时满足不同营养素的需求。不同的食物提供给身体不同的营养素。老话说，"集天地之灵，日月之精华"，用在饮食方面，就是以多样的食物种类满足身体的生理活动。日常饮食中摄入优质碳水化合物、蛋白质和健康的脂肪能延长饱腹感时间，提高食物热效应，平衡体内血糖水平和胰岛素水平。这是我们迈向减肥成功的重要第一步。

选择正确的糖

糖是生命细胞结构的主要成分，也是最普遍和最经济的能量来源。前面提到过，减重不是控制所有的糖。总的原则是，建议选择成块的、非液体的碳水化合物，如糙米、全麦面包、薯类、大米等。日常饮食中糖的摄入可主要来自全谷物、杂豆类、淀粉类蔬菜和水果，此类食物中的糖为多糖聚合物，相对更健康。叶菜类蔬菜含糖很少。

全谷物是未经精细化加工或经过压片、碾磨等加工后仍然保留天然营养成分（谷皮／糠、糊粉层、胚乳）的谷物。加工得当可保留谷物的矿物质、膳食纤维、B 族维生素和维生素 E、植物甾醇等植物化学物，能弥补精白米面中营养素的不足，其成分特点能让血糖缓慢升高，增强饱腹感。杂豆类就是除大豆之外的豆类，如赤豆、鹰嘴豆、绿豆等。与大豆相比，它们的糖含量较高，约为 50%～60%，所以可被作为主食。与精制谷物相比，全谷物及杂豆类可提供更多的 B 族维生素、矿物质、膳食纤维等营养成分，以及有益健康的植物化学物。常见的薯类有土豆、山药、甘薯等，常被作为淀粉类蔬菜。其糖含量 20% 左右，还含有丰富的纤维素、半纤维素和果胶等，是每日所需的膳食纤维的主要来源。膳食纤维是一大类不能被人体消化吸收的碳水化合物聚合物，能刺激肠道蠕动，缓解便秘。健康肠道需要各种菌群之间的均衡，它能提供肠道有益菌群养分，刺激肠道内有益菌群生长，抑制有害菌群的生长和活性，还能延迟葡萄糖在小肠的吸收从而减慢升血糖速度。因此，此类含糖食物是主食的好选择。

推荐主食公式 ≈ 1/2（大米、面粉等）+ 1/2（全谷物、杂豆类

+薯类）。

　　水果中富含维生素、矿物质、黄酮类化合物等抗氧化植物化学物，还含有一定量的膳食纤维和糖。水果中的糖由葡萄糖、果糖、蔗糖组成。一般而言，热带水果含糖量较高，含糖高（15% 以上）的水果有枣、椰肉、香蕉、菠萝蜜等，应控制摄入量。而草莓、樱桃、蓝莓等浆果类一般含糖量较低。建议每日摄入水果控制在 200 ~ 350g 为宜。膳食纤维可提供肠道益生菌养分，最好的方式是从每餐的进食中获取，滋养细胞和身体有益菌群。

　　叶菜类的蔬菜含糖量一般为 4% 左右，大部分的蔬菜含水量较多，因此产生的能量相对较低。除此之外，蔬菜富含无机盐和维生素。例如绿叶蔬菜一般钙、铁含量较为丰富。瓜茄类蔬菜的维生素含量最多，其次是花菜类、叶菜类，根茎类含量较低。深绿色蔬菜富含抗氧化的维生素 A 及提升免疫力所需的微量元素，是营养丰富的食物。建议蔬菜应尽可能多样化摄入。根据居民膳食指南调查，我国城镇及乡村居民摄入蔬菜量均有所下降。普通人群建议每日摄入 300 ~ 500g；对于需要控制体重的人群来说，可适当提高蔬菜摄入量。

　　甜味剂是人类的一项发明。在我国，允许添加入食品中的甜味剂有 20 余种，如木糖醇、赤藓糖醇、阿斯巴甜等。用它们代替添加糖有一定的益处，如对血糖影响小、较低的能量摄入、减少龋齿等。但目前较多的流行病学研究显示，大量饮用含有人造甜味剂的饮料可能会对心血管健康带来不利影响。此外，放低对甜味剂的警惕可能会增加对其他碳水化合物摄入的趋势。总之，建议可以借助甜味剂来降低对高糖饮食的渴望，但不要大量饮用添加甜味剂的饮料。哈佛大学公共卫生学院的学者认为：可以把添加甜味剂的食品看作是过渡到更健康饮食的一个阶段性代替物，逐渐养成更健康的饮食习惯。

学会正确选择糖类食物是减重的必修课

不推荐的糖类食物（此类为影响健康的糖）：各种含蔗糖饮料，如碳酸饮料、果汁饮料、能量饮料、含糖茶饮、含糖咖啡等以及风味乳饮料；含糖点心，如雪饼、蛋糕等。

可以选择的糖类食物：小麦、马铃薯、大麦、燕麦、黑麦、黑米、高粱、小米、青稞、荞麦、薏米、大米、杂粮包等。

平衡动物蛋白和植物蛋白

蛋白质参与了机体各项生命活动，减缓了糖分进入血液的速度，有利于保持血糖稳定。蛋白质的食物来源为动物性蛋白质和植物性蛋白质。动物性蛋白质整体会比植物性蛋白质好，选择植物性蛋白质时需注意氨基酸互补效应，吸收率才能提高。

动物蛋白质有畜肉类、禽类、蛋类、鱼虾蟹贝类等。畜肉类以猪、牛、羊肉为代表，富含钙、铁、磷和 B 族维生素，而且瘦肉中的矿物质含量较肥肉高，建议首选食用畜类背部、腰内、里脊部位脂肪含量较少的瘦肉。禽类以鸡、鸭、鹅为代表，脂肪含量较畜肉低，但其内脏和皮的脂肪含量较高，以饱和脂肪酸为主，且胆固醇含量高，食用时应去掉内脏和皮，减少脂肪摄入。鱼虾蟹贝类富含优质蛋白质、不饱和脂肪酸、矿物质和少量维生素，是控制能量的"小能手"，烹制方法也相对较简单。建议成人每天摄入 120～200g 且不少于 3 类的动物性食物，最好每餐有肉，每天有蛋。吃肉还应注意分量和种类，少吃或不吃肥肉、烟熏和腌制肉制品。

植物蛋白质包含大豆及其制品、坚果等。大豆包括黄豆、黑豆和青豆。此类富含植物蛋白质的食物相较富含动物蛋白质的食物脂肪、胆固醇和能量低，还富含维生素 E 和植物多酚类物质。相较于动物蛋白，植物蛋白，尤其是大豆蛋白更有助于降低血脂水平。并且，豆类的大豆异黄酮作为植物雌激素具有双向调节功能，还能缓解更年期不适。豆干、香干、豆腐丝等可做凉拌菜，低能量优质蛋白质适合搭配各种蔬菜。

蛋白质推荐公式 = 1/2 动物蛋白质 + 1/2 植物蛋白质

食用优质脂肪

一般建议 ω-6 和 ω-3 脂肪酸的摄入比例是 4：1，但在我国，这一比例高达 10：1，有的地方甚至达到 20：1，ω-3 脂肪酸的摄入普遍不足，故平时应该注意多吃一些富含 ω-3 脂肪酸的食物。属于 ω-3 脂肪酸的 α-亚麻酸主要存在于核桃、亚麻籽和紫苏油里；同样属于 ω-3 脂肪酸的 EPA 和 DHA 存在于深海鱼、海藻等食品中，所以吃高脂肪海鱼如沙丁鱼、三文鱼等是一个很好的补充途径。最新的超重/肥胖医学营养治疗指南对补充鱼油也专门进行了说明：单独应用鱼油制剂对超重/肥胖者体重和体脂的改善作用证据不足，但可能改善腰围、腰臀以及血脂谱指标。在此强调，我们并不推荐随意补充含 ω-3 脂肪酸的保健品，食物补充是最好的补充方式。

除了从食物中摄入优质的脂肪外，食用油是饮食中脂肪摄入的一大来源。无论是植物性或动物性油脂，每克都含 9kcal 能量，所以哪怕是有益于健康的植物油也须控制摄入量。它除了可增加食物风味，也是必需脂肪酸来源，并且有助于食物中脂溶性维生素的吸收利用。居民膳食指南推荐每日食用油摄入量不超过 30g。如何从五花八门的油品中挑取食用油呢？鉴于不饱和脂肪酸结构不稳定，易氧化，在加热过程中形成反式脂肪酸，并且在高温下易产生多环芳烃致癌物，应根据烹调方式选择不同的食用油：

凉拌用油：紫苏油、亚麻籽油、核桃油 ω-3 含量较多。此类油品特点是烟点比较低，不适合加热，更适合用作凉拌。芝麻油和初榨橄榄油耐热性也较差，同样适合做凉拌菜、白灼菜和水油焖菜等。在控制油量使用的前提下还能增加菜品风味，是减少油量摄入较为推荐的烹调方式。

一般快炒菜用油：除了上述适合凉拌用油外，其他油脂如大豆油、玉米油、葵花籽油、山茶油、花生油等都适合用于日常炒菜或炖煮等。但这类油脂经煎炸或反复加热后易氧化聚合，因此记得炒菜时避免冒很多油烟。

煎炸：不推荐煎炸食品，如果食用推荐耐热性较好的饱和型脂肪。

五、我们为什么容易选择高糖高油的食物

由猿演变成智人的过程中，含淀粉、高能量的块茎植物在人类演化史上扮演着重要的角色。人类在神经系统支配下，先天偏好高糖、高油脂等高能量食物，确保了我们的祖先在食物匮乏而消耗巨大的环境下突出重围，得以生存和发展。

从狩猎到工业革命

早期人类主要靠生吃植物，偶尔吃肉，后来逐渐演变为食用经过烹制的熟食。在演化的过程中，人类将越来越多的肉类纳入饮食，经考古学家考证：人类不断增大的脑容量、石器的使用、智力的增强和认知能力的出现，都与食肉有着密不可分的关系。即便如此，在采

集、狩猎时代，人类 65% 的食物是植物性的，只有 35% 是动物性的。根据地域的不同，数据可能有很大变动，但植物性食物始终占大多数，这与动物性食物不易获得有关。

人类从狩猎、采集到之后的农业种植，到后来大规模生产并能提取合成更多的食物，这个过程不是单项性的，而是在大脑、环境、基因、文化等多重因素的综合作用下，才形成了今天人类在面对食物时的选择。比如，我们的祖先学会使用火加热食物之后，对甘甜食物的味觉感受增强了。而相较动物性食物来说，植物性食物中的碳水化合物能更快速满足机体能量需求。因此，从根源上来说，人类追求高油高糖的食物其实是发展历程决定的。

人类早期的食物结构演变花了 180 万～200 万年，人类的机体和食物能量也相应达成平衡。而这个平衡，随着工业革命的到来，迅速瓦解。工业革命带来了生产方式的巨大变革。19 世纪中期，制糖工业初步建立，在这之前，精制糖还十分罕见。而精制糖工业化生产也仅仅只有一个多世纪的时间。在我们的记忆里，糖在 20 世纪 50—60 年代都是非常稀罕的食物。世界发展如此之快，让我们的大脑和身体还来不及改变。现在，我们面临的问题是能量摄入过多而身体消耗大大减少。我们可以理解为追求高糖、高油是我们祖先的出产设定，吃到它们时，大脑会分泌令人开心的多巴胺。食品工业的从业人员娴熟地利用这个定律，牢牢抓住了人类的软肋。读到这里，你是否回忆起无数次的食物抉择，在高糖、高油面前节节败退。或许，这真不能简单粗暴地归因于不自律、意志力薄弱。希望后文将提到的正念饮食，能帮助各位读者重新认识自己的饮食习惯。

对食物的偏好与记忆有关

对大多数人来说，吃饭就像呼吸、睡觉一样自然。但是人类社会发展到现在，获得足够的食物对于大多数人来说已经不是问题，进食不仅是为了活着，它还承载着社交、文化、休闲等方面的功能。

说到饮食文化，纪录片《舌尖上的中国》系列火遍大江南北。该片从不同地区、不同时令、不同食材，展现了在漫长历史长河中沉淀下来的，被人们代代传承，蕴含了无限情感的食物，丝丝缕缕都和家庭温情有关。比如你喜欢吃的红烧肉可能与家人下厨偏好有关，或者自己爱吃的某样食品会出现在特定的节日庆典里。你还能细说出那些食物的气味、味道、形态。其实，在你吃这些喜欢的食物时，大脑里更加鲜明的反而是那个画面。比如，我钟情绿豆汤，因为这是童年时的暑假里，奶奶为了让家人解暑气，每天必定准备的凉汤。在后来很长一段时间里，每当看到菜单上有"绿豆汤"，可能当时我并没有胃口或不想吃，但总是会不自觉地点上一份，彼时并没有意识到自己寻找的是食物记忆。在年幼的记忆里，绿豆汤蕴含着奶奶对家人细腻入微的爱。那么，你"爱"的食物是什么？我们可能说不清当时那份食物的色、香、味，但是食物代表的那个画面才是我们脑海中最挥之不去的味道。

我们对食物的厌恶也和记忆、经历、文化背景有关。在门诊遇到的一些患者朋友，也让我反思更多"吾之蜜糖，彼之砒霜"背后的因素。在建议超重、糖尿病患者调整主食在能量中的比例，调整精白米面和全谷物及薯类比例的过程中，接受度低的不是从小衣食无忧的年轻人，反而是出生于 20 世纪 50—60 年代的患者。由于时代背景，红薯、玉米等是"大饥荒"时期充饥的救命稻草。这些食物在这些患者脑海里深深烙下了"消极"记忆，这也使他们成为对精白米面依恋度更高的群体。从一定意义上说，充足的精白米面供应是经过几代人奋斗而来的果实，我们的食品工业为全国人民吃饱肚子做出了极大贡献，但凡事皆有两面性，它也给我们带来了"甜蜜的负担"。

人们对健康食品的开发也在马不停蹄地进行，比如含抗性淀粉的大米（抗性淀粉属于碳水化合物，难以消化，升糖指数低）、减少胃肠胀气的杂豆。为了健康，我们对食物仍有选择！

向内心深处寻找胖的内在原因

"励医生，我最近压力好大，情绪也不高。我好像又胖了，嘴巴好像也不归我控制了……"你是否也有过这样的经历？

记得一次看蔡澜先生在采访中回答为什么香港遍地都是美食的问题。从高级米其林餐厅的大餐到街边小店的菠萝包，在这个占地仅1000多平方千米的土地上，美食的密度竟有如此之高。蔡澜先生回答："因为工作那么辛苦，下班当然想吃点好的犒劳自己。"人类附加给食物以心灵疗愈的功能，远比为了生存而吃复杂得多。其实，犒赏自己和压抑内心真实需求之间隔着鸿沟，内心的真实需求才是"发胖"幕后推手，只有坐下来和这位"幕后推手"好好沟通才能找到内心的宁静。而当内心得到宁静，这份幸福感能够滋养精神和躯体时，它就是保持合理体重的持久而稳定的动力源。

《老友记》里的Monica从小被父母拿来和"完美"哥哥做比较。她内心的真实渴望是被关注和肯定，而长期被忽视让她只能和自己的洋娃娃一起玩耍。这个情绪种子无意间被种下，洋娃娃却并不能帮助她疏导情绪。年幼的小Monica无法理解它的存在，更无力去解决，也缺乏疏导的能力，要知道能合理的疏导情绪恐怕在成人中都是一项了不得的能力。Monica之所以吃胖，正是因为她有许多无意识的情绪：想要得到宠爱，被忽视的孤独，被父母拿来作对比的压力，渴望被家人肯定的不安……这些情绪对于孩子来说难以排解，因此她只好通过进食来抵消这些负面情绪。而在发胖之后，不善于发现真正问题的爸爸只是不适宜地夸奖：我们的 Monica 是个自娱自乐的胖孩子，你看她，像奶牛一样圆润，多可爱啊。"吃"反而得到了来自父亲的关注，但是这样的关注对双方来说都似乎有些尴尬。随着成长萌发的自我认知，在真实"圆润"的踌躇中，她渐渐认识到，以往的"吃"是为了排解不安、孤独、压力和渴望得到关注的一种手段，并不能帮她找到快乐和解决办法。从 Monica 的例子中，我们可以看到一种胖的典型逻辑：胖是"果"，渴望家人肯定和排解压力是"因"。在内心撒下种子的"因"也并非就在一两天，它可能经过长时间的历练，变得更加"老谋深算"，善用"意志力弱、不自律、焦虑"等外衣隐藏自己，使真正渴望改变的自己变得无力、不安。我们应找到这个"因"，和自己好好谈谈，努力让"因"转化成改变的动力；也要承认"因"的存在，但是它已经不能再作为我们伤害自己的原因。

希望大家在减重前，能真正找到使自己发胖的"因"。它可能来自成长环境中的压力，也可能是回避消极情绪，通过"吃"来发泄。尝试着在焦躁不安感再次袭来时承认它的存在，不需要只是苛责自己的软弱。以旁观者视角观察自我，就像观察路面上的车辆拥堵被疏通了，车辆又开始流动，道路又干净了。给情绪一点时间，给自己一些勇气，找到内心的那个黑洞。认识了藏在暗处的"因"，理解情绪是"果"，才能让我们更好地接纳新的健康的生活方式。这时的改变才是稳定持久的，为了健康而改变生活方式将不再成为控制你的枷锁和束缚。在帮助大家获得健康的同时，更深层的希望是大家能够寻找到内心的宁静。在面对"吃"时不惶恐，不被消极情绪裹挟，心方能自在。

六、用正念感受味蕾幸福，自在吃饭

　　阅读本书的朋友，有的可能已经初步了解了健康生活方式是什么，还有的可能在减重道路上已经经历过风雨、尝试过各种方法。但我发现，尽管多学科合作下的科学健康减重很好地协助肥胖患者减去了重量，但仍无法让大家自在地进行食物选择。

　　来到我的门诊时，反复减重失败的王女士减重的动机很强：作为年轻女性，想穿下喜爱的衣服。在努力控制饮食、保持适当运动半年后，她不仅穿上了喜欢的衣服，而且达到了理想体重。可她来门诊的频率反而更加频繁，从每月一次变为每周一次。王女士总是问："励医生，这个食物我到底能不能吃？"她所提及的食物五花八门，包括时兴的"健康食物"，提的问题也从饭局困扰到红薯能量高不高。"早上体重比上周重了2kg，肯定是因为昨天的饭局，但是又不能不去，是我不够坚定。励医生，我是不是很糟糕？"这些困惑和不安都还只是王女士焦虑的冰山一角。王女士不是个例。医生能够协助减重，但如果无法帮助他们通过自如地选择食物，在生活中找到快乐和自信，那么投入再多的精力，都无法维持减重效果。我推荐运用正念减压中的"正念冥想""身体扫描"等练习，这些练习帮助王女士缓解了焦虑和不安，同时也打开了我们对正念饮食的认识。

　　通过品尝食物获得的满足感一直是人类最简单朴素的生活动力。而今，"吃"除了受生物本能、社会文化、经济影响以外，还受到审美文化、生活方式的输出、精神压力等各方面的影响。我们也渐渐忘记去倾听身体的声音。记得最近一次在不受手机影响、不看电视的情况下，认真地体验一次进食带来的感受是什么时候吗？很多时候，我们并不会花时间去觉察身体的真实感受。根据我以往的工作经验，在各种各样或成功或失败的减重案例中，我并不要求每个有减重需求的人都先变成"营养学家"，也不需要在大脑里安装"食物成分分析表"，保持对食物斤斤计较。选择健康的食物也好，哪怕偶尔选择了不健康的食物也好，最重要的是要去感受食物本身带来的体验，这种体验要尽量抛开情感因素。记住，食物不是你解决情绪的工具，更别用进食去解决一切负面情绪问题。这里，我想向大家推荐正念训练，帮助大家找回"吃"的本真感受，释放身体压力，让大脑得到放松！

常说的正念训练是一种觉察的方式，它需要我们有目的、有意识地对正在发生的事情有觉察，但是不进行评价，只是单纯地觉察它、注意它。正念训练带给身体的变化不仅是心理上的，还有物理变化。哈佛大学的神经科学家萨拉·拉扎尔（Sara Lazar）博士进行了一项非常棒的研究，其结果表明：在冥想训练 8 周以后，大脑中与学习和记忆有关的区域会增大，而与焦虑和压力相关的区域会减小；如果停止冥想训练，这样的益处也一同停止。

因此，不妨用正念重新开始审视内在的生理饥饿需求，试试以一种轻松愉悦的方式开始拥抱健康的饮食习惯和生活方式。当你考虑减重时，尝试着打开自己心扉，去接纳生活方式的改变，去感受这种不同以往的生活方式所产生的新反应。这个过程需要磨合和耐心，可能会呈现出螺旋型轨迹。但是，每条迷茫的曲线在转弯处都将迎来新的高度。其实一想，这是一个很通俗的道理，胖不是一口气吃出来的，那么减重也不是一蹴而就。摩拳擦掌想要减重的我们更应该树立信心和耐心，分阶段从多方面进行改变。

你可以观察自己的进食速度，是否只是习惯性地把食物一口口地堆叠塞进嘴里？这种习惯似乎是无意识的，并非主观上担心自己吃不够食物。吃本来是件快乐的事情，可是当我们吃得仓促，吃得心不在焉，哪怕是最喜欢的食物也会让舌头的味觉受体瞬间疲乏，最后，进食将变成可悲的机械性行为。想要改变长久养成的习惯需要时间、耐性、毅力，甚至一点幽默感。

准备好开始体验正念训练了吗？它不需要你大动干戈，也不用焚香沐浴来个充满仪式感的开始。就从现在，只需一个利于你进入状态的相对安静的空间，就能开始。

练习一：正念呼吸，大脑的休息术

在忙碌的生活中，与其把正念训练当作是任务，不如转变角度，把它当作是给大脑的片刻休息。准备好了，就可以按照以下的顺序进行：

1. 开始腹式呼吸：先做四轮深呼吸，让自己平静下来。感觉面部、肩颈的放松，可以把左手搭在肚子上，右手放在胸口。当你吸气时感受到左手起，呼吸时左手随着腹部伏，而胸口上的右手不动，那么你就成功掌握了腹式呼吸。起初，你可能感觉不适应。不必担心，随着重复的训练，慢慢就会习惯。接下来，你可以闭上双眼给自己3～5min的放松时间。这种呼吸方式会将信息传达给大脑，告诉它"你真的放松了"。

2. 注意力集中在一呼一吸的变化中，不需要刻意延长呼吸。容易走神或被旁边声音吸引，这都很正常，不需要怀疑训练效果。轻轻地把注意力转移到呼吸上，感受鼻腔的空气、肩颈部的肌肉、腹部的起伏。

3. 在经过3～4天的腹式呼吸训练后，把呼吸觉知带入饮食。挑选一餐，无论是正餐还是点心，最好是安静不受打扰的情况。在进食前进行2～3min的呼吸训练。可以将胃部饥饿感、饱足感作为觉察重点。运用丈量尺来评估饥饿感（图 4-3）和饱足感（图 4-4）。记录下进食前的感受分值，协助你分辨腹部饱足感及身体饱足感。在结束进食时，再次留意这两个分值。经过训练，你可以在用餐时更早察觉腹部饱足感受。察觉到这些身体感觉，就是你所需的自我觉知。

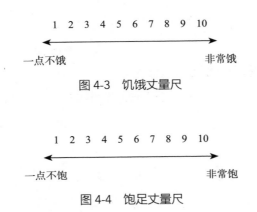

图 4-3　饥饿丈量尺

图 4-4　饱足丈量尺

小结

　　如果刚开始不习惯自主冥想，可以借助音频指导工具帮忙。

练习二：探索不同食物带来的感受

　　在开始探索前，我们先来一起深入了解味觉体验、生理性饥饿和腹部饱足感，这有助于开启身体内在感官能力。

每一口都有喜悦的味觉体验

　　在已有的经验里，我们知道在饥饿时吃的食物会感觉特别好吃。这是有科学依据的：当身体需要能量时，味蕾变得较为敏锐，将信息传送至大脑，分泌多巴胺强化食物奖励机制。当身体已完成能量需要时继续进食，味蕾则会很快疲乏。因此，无论食物多符合你的口味偏好，味蕾只在短时间内完整体验及辨别味道。一旦味蕾疲乏，摄入再多同样的食物也无法获得味觉经验。通过正念训练去觉察在吃高糖、高油的食物时，味蕾能够很快被满足，然后进入疲乏。以爆米花为例，我们无法尝到除焦糖以外的其他味道。食物加工越精细，留给我们的味觉体验就越少。

小结

与其为了满足自己而摄入大分量食物，不如考虑认真体验食物的色、香、味以及咀嚼时的触感，从中获得最大的愉悦感和最少的能量。

生理性饥饿 or 心理性饥饿

经过数次练习，我们已经能在正念呼吸中找到专注和感知。若出现走神，轻轻呼吸将注意力拉回，开始认识生理性饥饿与内在感官的链接。

生理性饥饿是低血糖时的感觉、餐后 4～5h 以后的肠鸣音以及口腔分泌唾液的感受。为了让自己更留意生理性饥饿，可以运用饥饿丈量尺（图 4-3）。比如，你可以决定在晚餐前的 1h 摄入一份水果，避免晚餐时因为过度饥饿而摄入过量的能量。吃饭前和吃饭中途这样问自己：我现在的饥饿和饱足可以打几分？对于帮助重新认识生理性饥饿很有帮助。虽然这看起来很刻意和做作。当你学习留意它们，就可以帮助你做出明智的选择：吃或不吃，以及选择吃什么。

心理性饥饿的范围则更广泛，我们可以理解为其他渴望进食的因素。我们假设一个场景，你来到了一个"网红"餐厅，点的菜品是网络红人所推荐的，在这之前，你就对着手机垂涎过。当你坐下来吃东西时，暂停一下，评估一下"其他渴望进食"的倾向：

眼饥饿？信息化时代，我们不断受到媒体传播的生活方式的影响，高频率地受到美食图片的吸引。

鼻饥饿？经过火锅店时，扑面而来的红油香味很多是商家有意而为之。

情绪性及压力性进食的心饥饿，主要源自情绪、记忆、孤独感或亲密关系。

但是，世界上所有的美食都只是暂时慰藉，无法解决心理性饥饿。当冥想时，我们能有意识地去察觉此时的饥饿倾向，以一种好奇心态去探索，仁慈地对待自己。你将明白，除了进食还有很多面对情绪的方式。哪怕当你选择用食物安抚自己，也可以练习逐渐从"我真失败"的情绪转换到"我感觉好多了""我已经得到满足""我可以用其他方式来解决这个问题"。这时你可以选择走出家门，走进公园，观察身边被忽略的美。要察觉到，每天忙于生活的我们很容易把珍贵的事情视为理所当然。情绪有时会陷入泥潭，但它也同时拥有变成快乐的潜力。通过尝试正念练习，可帮助自己掌握生活中的一些事情。

腹部饱足感

这从字面上来说很好理解，但如果同样用饱足丈量尺（图 4-4）来评分，1 分（一点不饱）和 10 分（非常饱）很好理解，"中度饱"或"足够饱"就因人而异。与饥饿感尺（图 4-3）一起运用，在用餐时，饥饿感下降，饱足感上升。我们会发现这两种感受有重叠。冲绳居民是全球最长寿的族群之一，他们就以食八分饱著称。在熟悉练习后，我们可以在进餐前决定这顿饭的饱足程度，比如"六七分饱"。

准备好进入正念饮食进阶版练习了吗？我们只需要抱着探索、好奇的心态去感知，而不是鞭策自己。相信你一定能通过不断探索而重新爱上自在吃饭。

探索不同食物的饱腹感：选择两种能量差不多的食物，如250kcal的两种食物——500ml的可口可乐与170g白菜猪肉馅饺子（生重）。可以利用两天完成这个实验，每天只实验一种食物，分次体验它带给你的饱足感和持续时间。

1. 进食前腹式呼吸1~2min，体会饥饿感和饱足感。可用笔写下。

2. 先吃一半的量，感受自己的饱足感，并打分。可以闭上眼睛，慢慢咀嚼食物充分品尝食物味道。

3. 再用0.5~1min的腹式呼吸练习，感受此时的饥饿感和饱足感分别是几分。

4. 进食结束后再次察觉腹部饱足感，并在3h以后重复检查一次。

诚然，我们知道，能量相同时，复杂食物（水饺）带来的饱足感会较简单食物（可乐）强，持续的时间也更长。但是这样的小尝试能帮我们慢慢改变与食物的关系：有觉知地带着身体去体验食物。这样在面对食物选择时会不再充满焦虑，让"内在美食家"帮助我们做决定。随着训练时间的累积和熟练，留意味觉满足感及饱足感会帮助你塑造一个平衡的、有弹性的饮食习惯。并非所有场合都需要运用"正念"，它只是一个协助你享受餐点和避免过量进食的工具。愿你健康生活，自在吃饭。

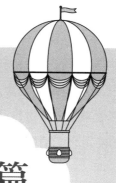

第五篇

科学减重的秘密

体重是一定时间段内能量结余的结果，而不是今天吃顿大餐或者少吃一餐，就会发生明显变化。俗话说"一口吃不成个胖子"。长胖不是一天两天吃出来的，而是一段时间饮食生活习惯积累的结果。既往的饮食生活方式造就了现在的胖，而当下的饮食生活方式决定了未来是瘦或是胖。

一、从能量守恒定律看清减重原理

所谓知己知彼，才能百战不殆，只有了解清楚减重的原理才能"对症下药"。任何事物都遵循能量守恒定律，减重也不例外。无论是什么原因，长胖最后归结到一点，就是摄入的能量大于消耗的能量。反过来说，想要减重的关键也是制造能量缺口。不管使用什么方法，只有让摄入的能量小于消耗的能量，才会瘦下来。

摄入能量＝消耗能量

一定时间内身体处于能量平衡状态，也就是说体重保持稳定。

摄入能量＜消耗能量

就会产生"能量逆差"或"能量缺口"，这种状态维持一段时间体重会减少。

摄入能量＞消耗能量

就会产生"能量顺差"或"能量盈余"，维持一段时间体重会增加。

从能量守恒定律看减重

能量的单位是卡路里。卡路里（简称卡，缩写为 cal；常用千卡，缩写为 kcal）定义为在 1 个大气压下，将 1g 水升高 1℃所需要的能量。1 卡路里约等于 4.186 千焦（kJ）（焦耳是物理学中常用的能量单位）。食物好比是一种燃料，我们可以谈论一个棒棒糖有多少卡路里，也可以谈论一捆木柴或一块电池中有多少焦耳，这些都是储存着的能量。正如电脑要耗电，汽车要耗油或耗电，人体的日常活动也要消耗能量，所以我们要摄入各种食物，以满足我们的生命活动。我们摄入的能量主要来自食物，消耗的能量主要用来维持机体的基础代谢、体力活动、食物热效应以及生长发育。因个人基础代谢和活动消耗量不同，每个人每天所需要的能量也不一样。但请记住：每日摄取的能量最好不要长时间低于基础代谢率！

基础代谢率（basal metabolic rate，BMR）

　　人体处于基础代谢状态，即在清醒而安静的状态，不受精神紧张、肌肉活动和环境等因素的影响时，每小时每千克体重（或每平方米体表面积）的能量消耗。哈里斯—本尼迪克特（Harris-Benedict）公式是一种较简单常用的估算基础代谢率的公式：

　　男子 BMR ＝ 88.362 ＋ 4.799 × 身高 ＋ 13.397 × 体重 － 5.677 × 年龄

　　女子 BMR ＝ 447.593 ＋ 3.098 × 身高 ＋ 9.247 × 体重 － 4.33 × 年龄

　　其中，BMR 单位：kcal/d；身高单位：cm；体重单位：kg；年龄单位：岁。

　　随着人们认知的加深，基础代谢率的计算公式也在不断改进和完善，以使计算更加精确。不过，这些公式更多用于临床对患者进行能量计算或开展科研工作，对于想要尝试计算自己基础代谢率的普通人来说相对比较复杂。因此，在这里建议可以使用"经验法则（rule-of-thumb，ROT）"简略估算自己的基础代谢率。

　　经验法则计算方式是 BMR ＝理想体重（kg）× 系数（注：理想

体重为身高（cm）-105；一般情况下系数取 25kcal/kg）。这里的系数并不是固定不变的，而是根据性别、年龄、BMI、活动量等多个因素的影响进行调整，只是临床上使用 25kcal/kg 这一数值更为普遍。有专家建议超重、肥胖、病态（严重）肥胖患者分别使用 22kcal/kg、20kcal/kg、16kcal/kg 计算其基础代谢率。这是因为超重、肥胖患者大多脂肪超标，而脂肪组织属于非活跃器官，因此需要降低这一数值。建议减重期间女性每日能量摄入量最好不低于 1 000kcal，男性不低于 1 200kcal，以免造成节食减重。

能量既不会凭空产生，也不会凭空消失。它只会从一种形式转化为另一种形式，或者从一个物体转移到其他物体，而其总量保持不变。当你"燃烧能量"的时候，实际上是将食物中或者身体内的营养素转换成另外一种能量储存，即三磷酸腺苷（adenosine triphosphate, ATP）。ATP 驱动身体内的器官进行运动，例如让肌肉收缩或是让脑细胞相互传递信息。

能量守恒是真理，但是我们的身体不是简单的能量转换器，能量也不是"生而平等"。食物、能量、代谢和激素之间的关系密切而复杂，不同食物、不同能量对激素和食欲的影响不完全一样，这些都是影响体重变化的关键因素。"我明明比他／她吃的少，运动多，为什么还比他／她胖？"原因可能在于能量的转移过程不尽相同。食物的性状和所含营养素成分会影响食物的消化吸收，我们的肠道功能、新陈代谢也会影响这个能量转移过程。举个例子，同为 100kcal 的糖果、土豆和薯片，在吃之前能量是相同的，但是吃进肚子后，它们的消化吸收率、对胰岛素的刺激以及升高血糖的能力都不一样，因此对体重的影响也不一样。此外，人体新陈代谢与血液循环中能量代谢的燃料（如葡萄糖、游离脂肪酸和 β－羟基丁酸）水平有关，这些燃料的水平会影响我们的食欲以及代谢相关的激素的改变。因此，减重不仅要考虑吃了多少，还需要考虑吃的食物对代谢和食欲的影响。

研究人员曾经做过一项研究，先给予肥胖受试者低热量平衡饮食，减重 10%~15% 后，再分组并分别给予三种不同的饮食：极低碳水组、低脂组以及低血糖指数组，每天进食的能量均为 2 000kcal，以观察不同的饮食模式对餐后能量可利用率、个体代谢率、代谢相关的激素以及饥饿感等因素的影响 [其中能量可利用率用 energy availability（简称 EA）表示，是以血液中的葡萄糖、游离脂肪酸和 β－羟基丁酸的综合能量密度来进行衡量]。最后结果显示，三组的 EA 和代谢率在餐后早期（30~150min）均无明显差别，但低脂饮食组餐后晚期（180~300min）EA 最低，而极低碳水组餐后晚期的代谢率最高，同时，各个激素的分泌也存在一定差异。低脂饮食相对最不利于餐后晚期能量供给，因此长期可能不利于减重保持，有体重反弹的风险。这一研究结果也侧面提示：使我们长胖的可能更多的是与吃了什么东西有关，而不是吃了多少量。

减重就像"针挑土"

从上述能量转移过程可以看到，体重是一定时间段内能量结余的结果，而不是今天吃顿大餐或者少吃一餐，就会发生明显变化。俗话说"一口吃不成个胖子"。长胖不是一天两天吃出来的，而是一段时间饮食生活习惯积累的结果。既往的饮食生活方式造就了现在的胖，而当下的饮食生活方式决定了未来是瘦或是胖。

"成家犹如针挑土，败家好似水推沙"，这个说法用在减重上也很适合。对很多人而言，长胖就好似"水推沙"，多吃几口的事；而减重就像"针挑土"，怎么就那么难呢？想想看自己是不是有类似的经验——减重的时候，内心就像绷着一根弦，不敢有丝毫的松懈。每天无数次思考和抉择，什么能吃、什么该吃，什么不能吃、什么不该吃。好不容易瘦下来几斤，可以稍微放纵一下。压抑许久的对美食的渴望一下子得到了释放。结果回头上秤一称，复胖如初，甚至比之前更胖。于是，便产生了深深的无力感，甚至是自我怀疑。

其实，脂肪并没有我们想象中的那么活跃，它是一个惰性组织。人类经过百万年的进化，早已演化出一套高效能运转的能量代谢系统。通常情况下，机体会优先利用糖类供能，在糖类被消耗得差不多且没有新的食物补充的情况下开始消耗脂肪，最后在万不得已的情况下才会动用蛋白质。因为蛋白质是组成人体一切细胞和组织的基本成分，是构建身体的原材料，不是机体供能的首选。1g 碳水化合物提供 4kcal 能量，尽管这些能量不到 1g 脂肪提供能量（9kcal）的一半，但能快速为机体提供能量。而脂肪作为"能量库"，储能效率高，可以在食物匮乏的时候满足生存需要。若长期不刺激脂肪燃烧，脂肪的利用率也会下降。人类的进化都是向着有利于生存的方向发展的，所以机体储存脂肪容易，但消耗难。

这样看来，减重是不可能很短时间就达到目标的。市面上各种各样宣称"快速减重不反弹"的方法和产品，都是抓住了消费者想要快速减重的心理。如果真的有效，这世上就不会有这么多肥胖人士了。无副作用的减肥药目前是不存在的。如果放不下美食的享受，又不能坚持锻炼，只想靠广告中所谓"一劳永逸"的方法快速减重，最终代价只能是牺牲自己的健康。

别总盯着体重秤上的数字

我们身体的组成成分主要包括水分、脂肪、肌肉、骨骼等，其中任何一种成分的变化都会引起体重的变化，尤其水分是体重短期内变化的主要因素。所以，体重数字不能全部反映这些变化，体重减轻并不等于减脂。我们的目的是减掉多余的脂肪，降低体脂率，同时最大程度地保留肌肉，甚至增加肌肉量。有的人减重后虽然体重变化不大，但是脂肪量减少、肌肉量增加，体型更好了，这同样是成功的减肥。所以，减重不要仅仅只盯着体重秤上的数字。脖子变细了，腰围、臀围减小了，这些围度的变化比体重更有说服力。

在减重过程中，体重数字的一点点波动往往会引起情绪的起伏。早上起来站在体重秤上，发现体重增加了 1kg，顿时整个人都感觉不好了，然后吃饭前就会一直纠结吃什么，影响一整天的工作和心情。再或者，发现体重下降了 1kg，此后一整天心情都会愉悦得飞上天，导致每天的心情被体重秤上的数字绑架。

其实根本没有必要，我们的体重本身就是在一个范围内波动的，哪怕是早晚也会有 1～2kg 的差别。就像前文中提到，短期体重波动主要是水分的影响。刚开始减重时，一般效果都比较好，体重下降明显。其实这个时候主要是饮食和运动导致体内储备的糖原逐渐流失，而糖原是与水相结合的（1g 糖原结合大约 3g 水），因此，体重下降主要是由于水分的减少。有研究显示，减重早期体重下降速度较快时，减下来的大部分不是脂肪，而平台期后减重速度较缓慢时，减的基本都是脂肪。另外，同一天饮食和水分的摄入也会影响体重的波动。仅关注体重容易加重焦虑，不如把注意力放在每天的行为上，会轻松很多。更何况每个人的初始情况不同，对减重的目标和速度要求也不一样。一周称一次体重就够了。一般而言，建议体重基数较大者看体重变化；中等基数看围度，也就是腰围或腰臀比；小基数看比例，即体脂率和肌肉量的变化。

二、科学减重意味着易于执行和坚持

经常会有人问我："医生，我到底应该吃什么来减重呢？那些流行的生酮饮食、轻断食、高蛋白膳食、代餐奶昔、减肥药适合我吗？听说针灸、拔罐、喝中药能减重，是真的吗？还有，市场上各种网红减重食品，真的有效吗？"

其实，我想告诉大家，世上不存在什么超级减重产品或食物吃了就能瘦，至少目前还没有。各种宣称能快速减重的商品，以及临床上医生建议采取的减重方法，背后都离不开一个核心：就是利用"能量逆差"的原理，要么减少能量的摄入，要么增加能量的消耗。因此，无论这些方法效果有多么好，如果你不能执行或者难以坚持，那么它们对你来说就不是好的方法。这也是为什么大部分人减重都处于"间歇性踌躇满志，持续性懒惰懈怠"状态——只是因为没找对方法。

比如说，生酮饮食是一种极低碳水化合物膳食，同时对蛋白质的摄入也有所限制，这样，机体由正常的碳水化合物供能为主转变为脂肪供能为主。生酮饮食减重效果确实很明显，并且对血糖、胰岛素敏感性也有很好的调节作用。但是对大部分人而言，如果没有专业人员的指导，生酮饮食执行起来存在很大的困难，因为它对食物选择的限制很大。米面制品、杂豆类、水果、根茎类蔬菜（土豆、甘薯、山药、南瓜、芋头、胡萝卜等）以及富含碳水化合物／糖的加工食品都不能吃；而各种食用油、坚果、肉类、鸡蛋、黄油、芝士、椰子油等高脂肪的食物可以吃。实际上，这种膳食模式对我们的传统饮食模式是一个很大的挑战。更何况，还有很多不适合用生酮饮食方法的人群，如合并肝肾疾病、容易产生低血糖、肾结石、运动强度比较大或消化吸收功能下降的人。

同样的，其他比较极端的减重方法，包括"减肥产品"、节食等，也许短期会有明显效果，但一旦恢复到之前的饮食方式，就会立马"打回原形"。有的人可能会说，我先减几个月，体重减下来后再说，如果你抱有这种心态，减重最后肯定会以失败而告终。

减重的实质：重塑健康生活方式

减重不是阶段性的任务。前面我们提到过，胖或者瘦都是一段时间饮食习惯积累的结果。比如，即使你咬咬牙减到了 50kg，但一旦你停止使用这种方法，回到了减重前 80kg 时的饮食生活习惯，最终还是会胖回来。这就是为什么很多人反复减重却反复反弹，因为我们一直忽略一个事实：减重的实质其实是重新塑造良好的饮食生活习惯。人大部分的行为都是由习惯决定的，只有养成了良好的饮食习惯和健康的生活方式，才能轻松自如地控制和维持体重，不会时刻担心体重秤上的数字是不是会上升，不用总是纠结能吃什么和不能吃什么，不用计算每天应该吃多少能量，因为"习惯成自然"。

所以在我看来，科学减重最重要的一点就是能够或者易于长期坚持，也就是说，你能做到并坚持执行的方法就是适合你的减重方法。那些极端的或是对身体有很大副作用的减重方法我们都要避免。

那么应如何辨别呢？减重广告宣称"不节食，不运动，一个月轻松瘦 20 斤（10kg），而且不反弹"，确实诱惑力很大，让人心动。但是，大家思考一下：什么情况下人的体重会短期变化这么大呢？最常见的是"生病了"，尤其是消耗性的疾病，像肿瘤、严重感染、糖尿病、甲亢等。减重速度太快相当于身体经历了一场"大病"，实在是"捡了芝麻，丢了西瓜"，得不偿失。真正科学的减重法不会给出承诺，但是会建议一个月减多少为宜，太快反而会损害我们的身体健康。减重方法只是辅助我们在减重道路上前行的一根"拐杖",最终能走多远,靠的还是我们自己的双脚。有些方法能帮助我们少摔跤,走得更踏实,但若想踩上风火轮,走捷径,就很有可能栽跟头。

节食减肥,越减越肥

节食减肥会伴随很多副作用,比如脱发、月经失调甚至闭经、便秘、疲劳、抵抗力下降、抑郁、暴饮暴食、体重反弹等,长期如此还会导致营养不良以及内分泌失调和代谢紊乱。

节食为什么会引起闭经

进食行为受大脑神经系统的调控。与饮食有关的摄食中枢和饱食中枢位于人体大脑的下丘脑。下丘脑还有一个重要功能,就是和垂体一起调控体内内分泌激素(包括甲状腺激素、性激素以及肾上腺皮质激素)的释放。下丘脑-脑垂体-性腺轴控制性激素分泌,维持我们正常的生殖功能。其中,性腺轴受我们大脑皮层的调控。当人发生厌食或主观上强制性要求减少进食时,大脑皮层就会发生功能紊乱。而进一步节食就会影响性腺轴功能,使得性激素分泌减少,导致排卵障碍和闭经。

想想看,节食时机体长时间处于饥饿状态,身体会以为你正处于食物极度短缺的饥荒年代。这时候,身体会动用一切能量来维持基本生命,同时降低一些非生存功能的能量消耗,比如生育或免疫功能,于是,就会出现闭经、抵抗力下降的情况。事实上,因节食闭经来门诊看病的女生并不少见,且大多年龄很小。我真心希望大家不要以损伤身体为代价来减重。

节食时能量供应不足，机体首先消耗体内储存的糖原，然后动员脂肪分解供能，同时也会消耗蛋白质，使肌肉分解，与糖原和肌肉结合的水分也会随之大量丢失。因此，体重会在短期内迅速下降，但减的多是肌肉和水分。并且，节食时，处于饥饿状态的身体误以为自己处于饥荒之中，意识到危险后，身体很聪明地产生自我保护机制——即减少不必要的能量消耗，通过降低"消耗成本"来度过饥荒，这将进一步降低新陈代谢。

　　吃的少，食物热效应降低，同时胃肠道对食物的吸收会增加，饥饿感和食欲也会增加。为什么呢？因为身体将饥饿的痛苦理解为"最好像冬眠的动物那样赶紧储存食物"。也就是说，身体会想尽办法尽可能多地获得能量，导致这时对食物，特别是高糖、高脂、高能量的食物尤其渴望，同时对食物的消化吸收利用率也大大增加。不仅如此，一旦恢复正常进食，身体因为还存在饥荒的"记忆"，这时候会想尽办法赶紧存储足够的能量，一方面把节食时丢失的糖原、肌肉和脂肪补回来，另一方面好为下一个可能出现的饥荒做准备。因此，节食后极易出现报复性饮食。设想一下，如果你错过了早餐，中餐也只是随便敷衍了一下，晚上回到家会发生什么？你很有可能吃掉家里所有看到的东西，因为这时候吃的动力会碾压所有减重的毅力。

　　再者，营养摄入不足，身体容易疲劳，注意力不能集中，还容易出现情绪不稳定和焦虑。所以，节食减重往往难以长期坚持，一旦恢复到先前的饮食，体重可能比一开始的体重更高。然后又进入到下一轮的节食。于是体重就像"溜溜球"一样，瘦了又胖，胖了又瘦，进入了"减重—反弹—减重—反弹"的减重陷阱中，"溜溜球效应"（Yo-yo effect）最终的结局就是越减越肥。同时，在这个过程中，"体重循环"不仅会使我们产生沉重的心理负担和挫败感，甚至引起厌食或暴饮暴食，导致代谢紊乱的发生并严重损害身体健康。

挨饿有多可怕——明尼苏达饥饿实验与《超级减肥王》

节食减重的危害远不止如此。1944 年，美国营养学家 Ancel Keys 博士在明尼苏达大学进行了一项史无前例的实验——"明尼苏达饥饿实验"，探讨了饥饿对人体造成的影响。尽管现在看来该实验极其残忍且违背伦理道德，但的确对我们有着深远的启发。

这项实验挑选了 36 名身体健康、意志顽强的年轻志愿者（参与此项实验可以免除服兵役），严格控制他们的能量的摄入。经历 6 个月的饥荒，他们的平均体重都减轻了 25% 左右。但是，饥饿实验开始不久，所有的志愿者就都出现了生理和心理问题。他们不仅体重失常，还出现了力量下降和精神萎靡的现象，包括反应迟钝、怕冷、脱发、极度虚弱、下肢水肿和胃肠道不适。此外，志愿者出现的心理问题包括变得敏感、焦虑、容易暴怒等。有的人表现为剧烈情绪波动，一时情绪高昂，之后心情又突然跌到低谷，类似躁狂抑郁症。最重要的是，在实验结束后的恢复过程中，他们出现了暴饮暴食的症状，且涨回的体重大多是脂肪成分。多数志愿者的心理问题并没有很快消失，有些人的情况甚至继续恶化。

"明尼苏达饥饿实验"是人类历史上第一个系统性地研究节食对人体影响的实验。这项残酷的实验使我们认识到：节食减重的确能实现短期减重目标，但会带来严重的副作用，是对生理和心理的严重摧残。节食是不可持续的，不管是节食 3 个月，还是节食半年，我们都无法从根本上对抗饥饿本能，也阻挡不了基础代谢率的下降。一旦恢复正常饮食，体重涨回去是必然的事情，甚至还会大幅度反弹。这些人类已经证明了的惨痛教训，在 60 年后再次得到了验证。

2004 年，美国 NBC 电视台推出了一档真人秀竞赛节目，叫《超级减肥王》，参赛选手几乎都是严重肥胖者。节目最后，减重比例最大者可获得 25 万美元奖金。选手们要在 30 周里，靠限制饮食和运动尽可能地减轻体重，这期间有专门的营养师和健身教练对他们进行指导和监督。

在这种有偿回报和高压竞争的环境下，几乎所有的选手都能大幅度减掉自身的体重。Harriet 是参赛者之一，她在 15 个月的时间内从 165.11kg 减到 69.86kg。但比赛结束之后没过几周，Harriet 的体重就出现了反弹。虽然她没说自己现在的体重，但从照片上看，和减重之前的她相比，肥胖程度有过之而无不及。除 Harriet 之外，其他大多数参赛者也出现了类似的体重反弹情况。

这个在当时风靡全美的节目也引起了研究者们的兴趣和质疑。于是，他们对部分参赛的选手进行了长达 6 年的追踪随访。最后得出了令人伤心的结论：这些参加节目的选手千辛万苦减下的肉，绝大部分在他们回归正常生活后又长了回来，甚至比减重之前更多。考虑到这个节目的快速减重方式比较极端、减重效果不能持久，《超级减肥王》在举办了 10 季之后便停播了。

无论是"饥饿实验"还是减重真人秀，都显示了节食减重所带来的可怕后果。绝大多数人减重只关注体重数字的下降，但我们的身体是非常复杂的，快速体重下降伴随着许多的生理及心理变化，如激素分泌失调、新陈代谢降低、情绪失控等，而正是这些容易被忽略的因素，促使我们下降的体重重新回到调定点。

分清长远目标和短期需求

前面的很大篇幅和很多例子，无非是想告诉大家减重没有捷径。

对抗天性的节食或使用药物、手术等方法都不能一劳永逸。养成均衡的饮食习惯和健康的生活习惯才是减轻和维持体重的根本。并且，好的习惯一旦养成，想要坚持就不在话下了，减重就是水到渠成的事情。从这一点来看，重塑健康生活方式实现减重"性价比很高"。

道理说起来很简单，但为什么大多数人的体重还是减不下来呢？

这是因为，从心理学角度来看，人们往往会趋向于选择满足自己的短期需求，而忽略长远目标。比如，我们的长远目标可以是考上理想的大学、找到合适的工作、掌握一门语言、学好一项技能、成功减重等。而短期需求就是当下的想要去做的事情，最常见的如工作累了想要玩会儿手机休息一下，或者饿了想要去吃大餐。换句话说，长远目标或者长期需求就像是跑马拉松，一眼望不到终点，短时间的行动和努力不能马上见到成效，而需要我们一步一个脚印向终点迈进。而短期需求就像是中途冒出来的无数个暂时性冲突的干扰：累了、饿了、渴了，不如停下来休息吧，去找点好吃的或者好玩的。正是因为长远目标不能轻易实现，而短期需求很容易得到解决，并且解决后我们会快速感到满足和快乐，所以我们才难以顺利到达终点。不仅减重如此，生活中的其他事情也同样如此。

那怎么样才能做到减重路上"少分心"呢？能够长期坚持的科学健康减重方法，我认为要是综合而全面的，仅仅依靠"管住嘴、迈开腿"可能远远不够。理想的减重法应当包括饮食、运动、睡眠、心理和认知行为改变这几个方面。接下来将介绍具体怎么做。

三、边吃好，边减重

"民以食为天"，食物是大自然的馈赠。五谷杂粮、瓜果蔬菜、鸡鸭鱼肉等食物，作为营养素的物质载体，在维系人类生命和健康的过程中起着重要作用。传统意义上的食物，多半是自然界中天然存在的、被人类纳入食用范围内的、未经工业化加工的食物。当然，我们并不提倡大家吃未经料理的生食，更不鼓励大家吃野生动物。我们的祖先从碳水化合物中获取大部分能量，且这些能量主要来自植物、坚果和种子，而现代人的能量来源大部分来自深加工食物，包括精白米面、面包、薯片和饼干等。一方面，物质的极大丰富使得人们的目标从"吃饱"变为"吃好"，但很多人却曲解了"吃好"的真正含义，导致肥胖的发生。另一方面，很多人希望通过控制饮食来达到减重的目的，殊不知，控制饮食不是一味的能量限制，饮食结构、食物的质量和膳食习惯都属于"管住嘴"的范畴，甚至"不要吃得太少"也在其中。

前面我们说过，好的减重方法必须容易执行且易于坚持。下面我们就来看看如何一边吃好饭，一边减好重。

减肥，计算能量就可以了吗

很多人在减重的时候会计算每天摄入的能量，下载各种减重应用软件，甚至随身携带一个食物秤，吃之前都要称一称食物的重量。本该轻松愉悦的放松时刻，似乎变成了无趣的数学题，若是遇上聚餐，还要面对众人异样的眼光。当然，如果我们能了解或熟知各种食物的能量，自己买菜烧饭，估算每天到底吃了多少，肯定有助于控制体重，但问题是有多少人能做得到呢？想想看，你最近一周在家吃饭的次数有多少？还有，大多数情况你是一个人用餐吗？另一方面，我们计算的能量摄入真的准确吗？哪怕严格按照中国食物成分表上的数值进行计算，食物的产地、烹饪方法或加工方式仍对食物的能量存在很大的影响。何况，每个人对食物的消化吸收和利用率也存在差异。所以，我不建议大家花大力气"斤斤计较"每天吃的量有没有超标，毕竟算不太准。再者，减重这件事一开始如果太复杂，就会很容易让人放弃。

虽说减重就是制造能量缺口，但很多人失败的原因就在于只注重饮食的"量"而忽略了"质"。饮食的"质"就是食物的选择、食物的搭配（结构）和饮食习惯等。实际上，饮食的"质"是做到"管住嘴"的关键。例如，同样是 500kcal 的晚餐，一份火腿炒饭和一餐荤素搭配的家常饭菜，你会选择哪个？毫无疑问是后者，后者的"质"更高，更符合食物多样化的饮食原则。减重需要我们更多地关注的饮食的"质"，这样才能帮助我们长久地控制体重。

健康饮食的黄金法则——"211 餐盘法"

把握膳食的"质"可以按照"211 餐盘法"来执行。具体方法如下：

试试看把每餐吃的食物都放在一个盘子里（图 5-1）。首先将餐盘一分为二，然后把其中的一半再一分为二。

最大的 1/2 放不含淀粉的蔬菜，如卷心菜、菠菜、生菜、青菜、西红柿、西蓝花、黄瓜、秋葵、蘑菇、青椒等，其中可以包括一小部分的水果。

然后在餐盘的 1/4 放置主食，如米饭、面条、馒头、玉米等。土豆、红薯、山药、芋头等这些根茎类蔬菜（富含淀粉）也应作为主食，而不是放置在蔬菜的位置。

剩下 1/4 放优质蛋白质类食物，如去皮的鸡鸭肉、瘦猪肉、牛羊肉、鸡蛋、鱼虾等海鲜类和大豆及豆制品等。简单记为蔬菜占 2 份，蛋白质和主食各占一份。

最后，可以再搭配一份乳品（低脂牛奶、酸奶等）和一小份原味坚果。

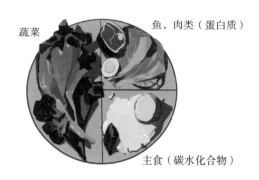

图 5-1　健康饮食"211 餐盘法"

这种餐盘划分方法最初是为糖尿病病人设计的，常常用来对糖尿病患者进行饮食宣教，但对健康人群或减重人群同样适用。因为"211 餐盘法"饮食结构配比合理，包含了我们所需要的几大类营养物质，满足了平衡膳食的营养要求，而且符合我们中国人的日常饮食习惯。

其次，"211 餐盘法"容易理解和执行，无论是在家还是在外就餐都能做到。哪怕是点外卖，我们也可以按照这个原则进行操作。比如，一份面食常常是大份的面条加上些许荤肉，而蔬菜却少得可怜，面条换成米饭也是如此。如果按照"211餐盘法"，我们可以做如下改进：将外卖或饭店、食堂的一碗面条中面条的量减半，额外加一份绿叶蔬菜（如果实在没有蔬菜，退而求其次，一份水果也可以），搭配的荤菜最好是去皮的瘦肉、鸡蛋或鱼虾等海鲜类食物，保证优质蛋白质的摄入。当然，如果有条件在家里吃，将白面条换成荞麦面、青稞面、玉米面这些粗粮面条会更好。每次用餐之前可以想一下餐盘原则，按照这个结构去搭配。早餐吃蔬菜条件有限，我们可以用一份水果代替，或者在其他餐次中增加蔬菜量。如果一餐不能做到上述要求，至少保证，每天摄入的食物放在一个盘子里，蔬菜、主食和优质蛋白质的体积比约为2∶1∶1。

"211餐盘法"易于长期坚持，是因为它不像生酮饮食、节食或者轻断食那样，对饮食的要求那么苛刻。我们不需要极大的意志力忍受饥饿，也不需要仔细计算每种食物的能量，从而最大限度地保证了饮食的自由度。这样我们才不会觉得控制饮食是一种负担和压力，才能有信心长久地坚持下去。当然，如果只是掌握了饮食的结构搭配，无所顾虑地敞开大吃，能量摄入超标，最终还是难以瘦下来。餐盘原则为保证饮食的"质"提供了基础，而食物的选择则是提高饮食"质"的关键。既然不能饿着肚子减重，那如何吃饱了减呢？这就需要我们在食物选择上花点心思。

什么才是最好的饮食

究竟是低碳饮食减重效果好还是低脂饮食减重效果好？营养学界一直存在着争议。一直以来，我们都被灌输"脂肪摄入过多就会长胖"的观点，这听上去似乎也合情合理——"肉"吃多了当然会长肉。1980年，美国政府首次发布了《美国居民膳食指南》，规定脂肪摄入量不超过总能量的 30%，建议食用低脂的饮食来预防和控制肥胖，并出台了一系列举措，倡导大众减少脂肪的摄入。最终的结果却是，从 20 世纪 80 年代开始，美国的肥胖率和糖尿病患病率不仅没有下降，反而上升得更快。低脂饮食之所以没有带来期望中的好结局，是因为人们试着少吃脂肪，但同时却用随手可得的精制碳水化合物，如面包、披萨、糖、土豆、面条等来代替"高脂食物"。也就是说，油吃少了，必然会吃更多淀粉和糖，但是富含淀粉和糖的食物导致体内产生大量的胰岛素，诱发胰岛素抵抗，引起体重增加和高脂血症。而且，淀粉和糖摄入过多也会引起能量过剩。

后来，营养学家们做了许多研究，探讨有利于减重或有益健康的饮食模式，结果发现低碳饮食的减重效果明显优于低脂饮食，长胖的罪魁祸首并不是脂肪。大量的循证医学证据表明，脂肪并不是导致我们长胖的唯一元凶。美国终于在距离上一版本 35 年后，于 2015 年修订了《美国居民膳食指南》，修改了有关脂肪摄入量的建议，取消了对每日脂肪摄入总量的限制，同时还强调脂肪种类的选择比限制摄入总量更为重要，摒弃了简单的"低脂饮食"模式，即不再推荐用简单的低脂饮食来预防肥胖和心血管疾病，而要用"高营养密度"食物取代不健康的食物。

于是，一些大众转向低碳饮食，10 个减重的人中就有 9 个人选择不吃或少吃主食。但这是不是就意味着低碳饮食比低脂饮食更健康呢？如果你认为是，那很不幸，你从一个误区或极端进入到了另一个误区或极端。研究发现，碳水化合物摄入量和人群死亡率之间并不是直线关系，而是一个"U"形的曲线。当碳水化合物供能比在 50% ～ 55% 时，人群死亡率最低，超过或者低于这个值，如碳水化合物供能比高于 70% 或者低于 40% 时，都会导致较高的死亡风险。这说明碳水化合物的摄入与健康之间并非线性关系，某种意义上也符合我们所说的"中庸"的要求。此外，研究人员进一步发现，如果用植物来源的脂肪和蛋白质代替部分碳水化合物，可降低死亡风险，相反，如果用动物来源的脂肪和蛋白质代替则会增加死亡风险。因此，如果不吃米饭、面条、包子、馒头等主食，而牛排、炸鸡、烤鸭、东坡肉随意吃的话，瘦身和保持健康的目标最终肯定也会以失败而告终。

从前文介绍的全球最佳饮食排名中我们可以发现，优质的饮食有一些共同点，比如既不盲目推崇某一种营养素，也不要求完全放弃某一类食物，而是提倡吃各种健康天然的食物：主食以粗杂粮为主；多吃新鲜蔬菜水果；少吃红肉和加工肉类；食用丰富的鱼虾海鲜；适量摄入奶制品和蛋类；摄入优质食用油。因此，相比较单一地强调增加或减少某种宏量营养素的量，食物的类型和质量才更值得关注。

减重，要吃"彩虹"食物

健康饮食首先提倡饮食多样化，摄取食物的种类应尽量多。不同种类、不同颜色的食物所含的营养素成分不同，若是偏爱某一类食物，可能会引起一些营养素的缺乏。比如，脂肪燃烧过程中需要 B 族维生素的参与，若是饮食中缺乏粗粮、果蔬等就容易导致 B 族维生素缺乏，影响脂肪的代谢。同样，一些矿物质，如钙、镁、铁、铬等与能量代谢关系密切，一旦缺乏也会降低减重效率。

绿色食物中叶酸和钙含量丰富，而且富含膳食纤维，是胃肠道的"天然清道夫"，如菠菜、青菜、芹菜、生菜、韭菜、西蓝花等。黄色食物含有丰富的胡萝卜素和维生素 C，如玉米、黄豆、橙子、柑橘、南瓜等。红色食物富含番茄红素、胡萝卜素、铁、锌等，是抗氧化的"高手"，如番茄、红苹果、红枣、枸杞、草莓、山楂、动物肝脏等。紫色食物含有花青素，作为一种黄酮类化合物，花青素一般被认为有抗氧化、抗炎和抗癌的活性。天然食物中呈现紫色的比较少，最典型的是蓝莓，还有葡萄、紫甘蓝、紫薯、紫土豆等。黑色食物能够为身体补充微量元素以及蛋白质，同时里面也含有大量的铜、铁、镁等微量元素，如黑木耳、香菇、黑豆、黑米、黑芝麻等。而且，黑色食物富含的多糖类物质能提高机体免疫功能，是抗肿瘤的"小能手"。

减重，我鼓励大家吃"彩虹食物"，这样才能保证全面的营养素摄入。由此看来，像"只吃某种食物就能减重"这样的话，大家听听就好，不可当真。

选择营养密度高的食物

营养密度是指单位能量的某种食物中所含营养素（维生素、矿物质、蛋白质）的浓度，可以理解为食物的营养丰富程度。比如，精制糖只提供能量，并没有什么营养素，所以它的营养密度很低；而蔬菜、水果、全谷物的营养密度高但能量密度低。营养丰富的食物，往往更具饱腹感，矿物质和维生素更多，所以能让我们在吃饱的同时，能量不至于超标。这实际上是不挨饿就能减重的关键，因为只有这样我们才不用压抑自己的食欲，不用靠意志力减重。

举个例子，同样是 100kcal 的食物，苹果大概是 200g；番茄约 500g；冰淇淋不到 100g；奶油蛋糕差不多 30g；薯片大概只有 7 片。在吃水果时，我们还顺便摄入了一些维生素、膳食纤维；而吃冰淇淋、蛋糕或薯片时，却摄入了大量的反式脂肪。更何况，相同能量下，水果的体积（分量）要大得多。所以，想要有营养且饱腹感更强，当然是选择前者。再如我们平时吃的精制白米面（白米、白面）

和全谷物（糙米），相同的能量下，全谷物的营养密度更高，因为加工时把大米外层的谷皮、胚芽去除了，维生素 E、B 族维生素、矿物质以及膳食纤维也损失殆尽，只留下了含碳水化合物和蛋白质的胚乳。全麦粉、糙米、燕麦米 / 片、小米、玉米、高粱米、青稞、荞麦、薏米和藜麦被中国营养学会评为"十大中国好谷物"。除此之外，还有红薯、土豆、南瓜以及各种杂豆等，这些天然未加工的食物都是减重的"法宝"，更是糖尿病患者控制血糖的"良药"。因此，无论是健康人群还是"四高"（高血糖、高血压、高血脂、高尿酸）人群，都应该养成常吃粗杂粮的习惯，做到主食"粗细搭配"。

选择营养密度高的食物，简单来说，就是新鲜蔬菜、水果和全谷物要常吃；鱼虾、瘦肉、乳制品、坚果和豆类营养和能量比较均衡，要适量吃；而各种深加工或超加工的食品或烹饪过程中添加大量油、盐、糖的食物，营养缺失且能量增加，要避免吃。实际上，肥胖者常常因选择能量密度高而营养密度低的食物，使得能量摄入过剩，同时营养素缺乏、营养摄入失衡。而在这种情况下，身体就会出现"隐形饥饿"——当我们缺乏某些维生素或矿物质的时候，我们却感受不到。选择营养密度高的食物，身体有足够且均衡的营养，才能一边吃好，一边减重。

警惕那些"隐形"的能量

除了选择健康的食物外，我们对食物加工方式的选择也很重要。红烧、油炸、煎、烤、油淋、椒盐、勾芡等，这些烹饪方法想想就很有画面感，不由得勾起食欲。天然的食物本身是健康的，只是我们常常以牺牲健康为代价来换取美味，满足口腹之欲，久而久之，我们的味蕾阈值就会不断上升，于是大脑就需要更加重口味食物的刺激产生满足感。食物变得美味，但同时，其能量也增加了，那些"隐形的"油、盐、糖就是导致发胖的重要原因。减重，就是一个重置我们味蕾阈值的过程。

有人或许会问：减重就只能过苦行僧般的日子，与美食无缘吗？当然不是，只要花点心思，照样可以吃得美味又健康。以下是几点小窍门：

1. 尽量采用蒸、煮、拌、炖、少油快炒等低脂烹调方式。

2. 一餐中如果已经有红烧、油炸等用油较多的菜，那么其他的菜可以清淡些，比如搭配一些清蒸菜或凉拌菜等；还可以多吃一些新鲜蔬菜，这样可以适当平衡一下。

3. 充分利用天然调味料，如葱、姜、蒜、柠檬汁、辣椒、胡椒、花椒、肉桂、八角等来增加食物的风味，调味的同时，纠正过咸口味。

4. 推荐使用不粘锅，以减少烹饪用油量。

5. 使用低钠盐、低钠酱油（每 10ml 酱油相当于 1.5g 盐），少放鸡精、味精和各种调味酱，以减少含钠盐的摄入。

6. 家中不放置各种糖。

7. 总量精确控制，充分利用限油瓶、控盐勺等厨房小工具，按量入菜肴。

这样积少成多，慢慢减少深加工食品和重口味食物的摄入，我们的味觉也会随之对食物本来的味道慢慢敏感起来，变得容易接受原汁原味的食物，自然而然地就减少了"隐形"能量的摄入，达到重塑健康生活方式的目的。

食品包装袋上的"秘密"

选择营养丰富、减少深加工食物，也就是选择那些我们看得见食材原型的天然食物。最简单的方法之一就是去菜市场买菜，而不是去超市买袋装食品，吃食物而不是食品。食品往往是商家为了保存时间更久、口味更好，而在多道工序加工处理的过程中加入了大量的油、盐、糖的深度加工产品。加工使得食物的营养密度下降而能量密度增加。各种零食、甜食、油炸食品、膨化食品、含糖饮料等，这些我们不能一眼就能辨认出食材原型的加工食物，都是促使人们长胖的元凶。当然，我们不可能回到像祖先那样打猎、吃野果、吃生肉的状态，因此，学会看食物标签、了解食品包装袋上的"秘密"，是我们减重的必备技能。

绝大部分包装食品会被要求列举营养成分表和配料表，当然如果这些都没有的话，那就直接放弃，毕竟要对吃进肚子里的食物负责任。我国的食品安全法规定预包装食物的标签必须标示 4 种核心营养成分和能量，即蛋白质、脂肪、碳水化合物、钠以及能量，简称"4 + 1"。此外，食品配料中如果加入了反式脂肪酸，营养成分表中也必须标注含量。反式脂肪酸最大的危害是使血液中的"坏胆固醇"水平增高，增加心血管疾病发生的风险。氢化植物油是反式脂肪酸最主要的来源，如果在配料表中看到诸如氢化植物油、代可可脂、人造奶油、起酥油、植物奶油、精炼植物油、精炼棕榈油、人造酥油等字眼就要引起警惕。

商家为了迎合大众追求健康和减重的需求，常推出许多"无糖、低脂、高纤维"的食物。但这些营养声称也不能随便说，都需要符合国家食品安全标准中的要求。例如：

无糖：每 100g/100ml 食品中糖含量 ≤ 0.5g。

低糖：每 100g/100ml 食品中糖含量 ≤ 5g。

无脂：每 100g/100ml 食品中脂肪含量 ≤ 0.5g。

低脂：每 100g 固体食物脂肪含量 ≤ 3g，每 100ml 液体食物脂肪含量 ≤ 1.5g。

低钠：每 100g/100ml 食品中钠含量 ≤ 120mg。

0 反式脂肪：每 100g 产品中反式脂肪酸含量 ≤ 0.3g。

0 能量：每 100g/100ml 食品的能量 ≤ 17kJ（1kcal = 4.186kJ）。

高膳食纤维：每 100g 固体食物中膳食纤维含量 ≥ 6g，每 100ml 液体食物中膳食纤维含量 ≥ 3g。

大家有没有发现，营养成分表上的 "0" 并不是完全不含，而是低于某个数值而已。也就是说，一瓶 500ml 标示零能量的饮料有可能最高摄入 20kcal 的能量。如在不辨真相的情况下不限量地购买和摄入零卡饮料，同样也会增加肥胖风险。

市面上某些标注无糖的食品可能只是没有添加 "蔗糖"，但却添加了蜂蜜、果糖、葡萄糖浆、果葡糖浆、淀粉糖浆、麦芽糖浆、玉米糖浆、糊精等成分，这些成分本质上仍然是糖，只是换了个名字迷惑大家而已。由于没有添加糖，为了保证口感，这些食品往往还会用麦芽糊精、精制淀粉或油脂来提升口感，能量反而不一定比一般食品少。比如无糖饼干，原料本身是面粉类淀粉食物，经消化分解最终还会变成葡萄糖，所以与吃馒头、米饭等食物相比，所摄入的糖类含量并没有大幅度的减少，只是没有再额外添加精制糖罢了。而且，无糖和低糖的食品，很可能脂肪含量比较高。同样的，低脂的食物，很可能添加糖含量比较高，因为毕竟要保证食品的口感和口味，才能吸引消费者。

还有些食品不添加糖，但又想要保持甜味，会采用代糖，即低能量甜味剂代替。比如从植物中提取的天然代糖，有甘草糖、甜菊糖、罗汉果糖等；化学合成的人工代糖，如阿斯巴甜、安赛蜜、三氯蔗糖等；以及木糖醇、麦芽糖醇、山梨醇等糖醇类。

代糖最初是为糖尿病患者设计的，它的甜度高，但能量很低，同时对血糖波动影响较小，因而满足了糖尿病患者想吃甜食的欲望。但是，正因为有了精心调配的甜味剂，人们往往会感觉到食物更好吃，并且没有负罪感，以至于会吃下比平时更多的食物。与此同时，甜味剂并不能降低我们对甜味的喜爱与痴迷，甚至还会提高大脑对甜味剂的偏好临界值，降低人体对甜味食物的敏感度，使我们的嗜糖口味"变重"，甚至吃下更多的食物。据推测，可能的原因是人们在吃甜食时，感受食物甜味的同时也伴随着能量摄入，我们的身体会做出调节进而减少进食行为。而使用代糖代替普通糖时，尽管也能感受到甜味，但是不再伴有能量的摄入，导致大脑的能量反馈信号失调，因此补偿性地进食更多的食物。虽然这只是科学家们提出的一种推测，但确实有研究表明代糖对健康存在不良影响。研究发现，喂食了人工甜味剂的小白鼠血糖值升高，肠道细菌也会发生变化。并且，代糖诱导的肠道菌群生态失调和葡萄糖不耐受在健康人群中也得到了验证。

由此看来，"无糖"绝不等于不含糖，更不等于低能量。选购食品时要擦亮眼睛，仔细甄别。尽管我国的营养标签政策并没有强制要求将糖含量独立标明，但是我们可以从标签里碳水化合物的含量进行糖含量判断。

另外，核心营养素中，最容易被忽视的就是钠。如今我们多数人知道做饭时要少放点盐，但却很少有人关注包装食品中的钠含量。如果仔细留意一下一些零食，尤其是果脯蜜饯类、薯片类、饼干类、加工豆制品零食、调味料或酱等，会发现这些零食哪怕有些吃上去口味并不太咸，但"盐值"却很高。

在看食物成分表的同时还应结合配料表。食物配料表的成分是按照添加量多少排列的，也就是说，越靠前的成分，含量越高。有些全麦面包或饼干，仔细看配料，排第一是小麦粉，第二才是全麦粉，这根本不是真正意义上的全麦食物，因为全麦粉有可能占49%，也可能仅占1%。因此，要尤其留意食物配料表上排前三位的成分。

对于"无糖、低脂、低钠、低能量、高纤维"的"健康"食物，我们都要多留个心眼，不妨仔细查看营养成分表和配料表，养成阅读食物标签和了解食物营养成分的习惯，学会甄选食材，辨识食物成分。

选择包装食物，我的原则是：优先选择蛋白质、优质脂肪和纤维含量高的食物，少选碳水化合物和饱和脂肪酸含量高的食物；食物的成分越简单越好；同类的食物，选价格至少贵一倍的那个（一方面可以少吃，另一方面原料质量更有保障）。减重期间，两餐之间的加餐可以选择水果、牛奶、原味坚果、风干的牛肉棒、黑巧克力、燕麦片、杂粮面包等。

先定一个小目标

良好习惯的培养需要一个过程。如果一下子对自己饮食要求太严格，反而不容易执行和坚持。所以，不妨根据自身的情况，设定切实可行的目标。这个目标应放在饮食习惯上，而不是体重数字上。因为我们完全可以改变自己的行为和习惯，但无法掌控自己的体重数字。

将减重任务进行拆分，规定这个星期或者这个月先完成几个小目标：比如不要节食，先减少吃加工食品和暴饮暴食的频率，不主动购买甜食、加工零食和含糖饮料等；三餐饮食规律，饮食中增加膳食纤维含量高的食材，如多吃能量低、纤维多的蔬菜等；减少精制白米面摄入，适当用全谷物和粗杂粮替代一部分精制白米面，不只吃纯碳水的白粥、白馒头或白面包等。增加饮食丰富度，即吃"彩虹食物"，饮食的搭配可以参考"211餐盘法"：均衡的一餐应包括主食（谷薯类）、蛋白质（鱼、肉、蛋、奶或豆制品类）以及果蔬类，蔬菜应占餐盘的一半，蛋白质和主食各占1/4。最后，开始有意识地选择营养密度高的食物，也就是那些能看得见食材原型的天然食物，并慢慢改善"重"口味饮食，烹饪方式以"控油、控盐和控糖"为原则，尽量以"蒸、煮、烩、炖、快炒、凉拌"为主，预包装食品的选择也尽量遵循低碳水、高蛋白、高纤维、优质脂肪比例高的原则。

目标不要太多，最好不超过5个，但一定要清晰可行，并且具体量化。如果5个目标中能完成4个，那就说明有进步，完成这一阶段的目标后再来根据情况制定下一阶段的目标。我对患者的要求也是如此，不要求一个月体重下降多少，但是每次来随访的时候，我都会关注每个人的目标达标情况。以这样的方式减重，压力会小很多，而且也容易执行和坚持。也正是逐渐累积的这些小小的正向反馈，变成了激励我们坚持下去的最持久动力。如果你想减重，不知道如何开始，不妨先给自己设定几条准则，然后将任务分解，一步步去执行。

如果以上饮食的"质"都改善了而体重仍不变的话，那么建议你再关注饮食的"量"。可以尝试记录和计算自己每天摄入食物的能量（具体食物的能量值见附录），记录的过程中说不定也会发现很多在饮食质量方面可以改进的地方。

四、心态决定减重成败

食物中隐藏着心理学，饮食可以说是我们表达情绪的一种工具。比如借饮食表达心理状态的词语"茶饭不思、食不下咽、食不甘味、废寝忘食、一饮一啄"等，以及现在人们常挂在嘴边的"何以解忧，唯有美食""没有什么事是一顿火锅解决不了的，如果有，那就两顿"，都说明饮食很大程度上会受到情绪的调控。特别是在心情不好的时候，人们更倾向于选择高能量的食物。想想看，当你忙完一天的工作，身心疲惫、饥肠辘辘的时候，你会选择蔬菜沙拉、水果、水煮鸡胸肉还是米饭、汉堡、烤肉、薯条、麻辣小龙虾来饱腹？

食物也会成瘾？

为什么心情不好的时候想吃甜食或重口味的食物？为什么开心的时候食欲更好？

这可能与我们大脑分泌的多巴胺有关。多巴胺是体内的一种神经传导物质，它可以传递兴奋和开心的信号，调节人们的情绪。如果体内的多巴胺分泌减少，就容易感到沮丧、低落甚至抑郁。

很早之前就有人研究摄食和大脑神经生物之间的关系，并提出了"食物成瘾"的假说。现在，这一假说也越来越得到证实。食物成瘾，即人们无法长时间理性控制某种食物的摄入量，当减少或停止摄入该食物时会出现戒断症状，包括焦虑、沮丧、渴望和愤怒等消极情绪，导致对食物产生耐受和渴求，进而重复暴食行为。该类症状与其他物质，如毒品、酒精、药物等成瘾的行为特征类似（附录四为食物成瘾自评量表，可对照量表进行自我评估）。

研究发现，凡是高能量的食物都具有潜在的成瘾性。肥胖早期摄食的改变被定义为摄食活动的失控，更为严重的摄食异常称为过量进食活动的失调，而当大量进食的活动成为强迫行为时，即可称为食物成瘾。行为学上一般认为食物成瘾应具有以下表现：（1）对食物持续的需求或多次减少食物量不成功；（2）意识到摄食问题但仍习惯进食问题食物；（3）将大量时间用于得到食物和进食。

我们的进食通常由两个相互影响的机制调节。一个是自我平衡机制，涉及下丘脑神经系统和外周器官产生的饥饿信号（促食欲素和内源性阿片肽等）和饱腹信号（胰高血糖素样肽 -1、瘦素和胰岛素等）之间的复杂相互作用，另一个是大脑奖励机制。大脑奖励机制就是我们说的"奖赏效应"，当你的某种行为带来好的结果后，大脑会发出"奖赏"信号，分泌"快乐激素"——多巴胺，就好像我们辛辛苦苦解出一道复杂的数学题，非常有成就感，这种奖赏反馈会促使我们更有动力完成任务。但是在饮食方面，大脑的奖励系统只会"鼓励"我们吃更多的食物。食欲调节是控制能量平衡反馈系统的一部分。那些富含脂肪、糖／精制碳水化合物、甜味剂或盐的"可口"食物，能够上调饥饿和饱腹信号的表达，同时使对饱腹感信号的反应减弱，并激活大脑奖励系统，促进多巴胺的释放，大脑的这种奖赏效应容易使人们处于进食兴奋状态从而增强摄食行为，导致食欲调节失控。这也是为什么我们总是对美味可口的食物"欲罢不能"。脑内奖励系统功能的失调，阈值的不断提高，使人们在不断摄入这些具有潜在成瘾性的食物后，无法控制自己摄入这些食物的行为，可能也是美味食物摄入增加导致肥胖的生理机制。而在超重和肥胖人群中，这种现象更为明显。

我们团队曾经做过一项关于食物成瘾的研究，发现在 101 例成年超重或肥胖人群中，有 26.7% 的人存在食物成瘾的情况。在平衡膳食干预 12 周后，食物成瘾的比例下降到 13.9%，下降了约一半。但与其他症状相比，在所有症状中得分最高的一项"一直有意愿戒断但多次努力不成功"，在饮食干预后仍难以改善，这也进一步验证了上述假设。明白了这一点，我们就容易理解减重为什么常常失败——有的时候不是因为我们的意志力不够，而是我们花了大力气在做对抗"天性"的事情。控制饮食只会让你的身体更加渴望食物，若再加上外界的干扰和刺激，比如工作或生活中的压力，会让你在某些时刻失控，进而产生暴饮暴食或贪食，随后带来的自责和后悔使自信心被摧毁，这个过程中我们的身心将备受打击。

情绪决定你的身材——用食物表达情绪

24 岁的小文走进我的诊室，其瘦弱的身材看上去弱不禁风。咨询开始前，她示意一起陪同她来的母亲在外等候。我至今还记得她对我说的第一句话："医生，我闭经已经 3 年多了，我还能不能生小孩呢？"

3 年前，小文还在读大学，因为失恋，她开始节食减重。实际上她那时并不胖，165cm 的个子体重差不多 55kg，但是她觉得自己不够漂亮，身材不够好。随着体重的下降，月经量也逐渐减少。起初，这并没有引起她的重视。大概过了 3 个月，直到出现了闭经，小文才去医院就诊，那时的她体重只有 42.5kg。后来通过药物调整，月经恢复正常，但是一旦停药，月经就又不来。因为月经的问题，她开始担心和焦虑，情绪不佳的时候就会暴饮暴食，而且特别喜欢吃甜食和油炸食物，尤其是饼干和奶茶，常常因吃得太饱，撑到肚子不舒服。

好在医生告诉她，闭经主要是营养不良引起，要加强营养，争取体重恢复正常。于是，小文开始尝试不那么严格控制饮食了，体重也逐渐增加。毕业参加工作后，她的体重大概维持在47.5kg左右，但是进食问题又变得严重了。小文从事的是服务行业，每天需要面对很多的客户，工作压力大也比较辛苦，再加上闭经让她一直担心自己的生育问题，因此也不敢谈恋爱。她说，每次心情不好或焦虑的时候就会选择蛋糕、奶茶，甚至是糖果；外卖最常点是汉堡、炸鸡；而且常常用面包和零食来代替晚餐；和朋友出去聚餐，也更愿意选择烧烤、烤肉之类的。但是每次吃完后，她又会产生深深的罪恶感，懊恼和自责，然后下一餐就不吃，甚至吃完吐掉。在这样反复暴食和节食的循环中，她发现自己脱发变得严重，还伴有失眠，情绪也更加不稳定了……体重更是像溜溜球一样来回波动。

尽管小文的情况比较极端，她也不是来寻求减重，而是增重和恢复健康，但是她的问题是许多减重的人同样存在的，那就是情绪化进食。食物是使我们产生"快乐激素"的最简单、最直接的方式，如果你经常控制不住想吃甜食、零食或是重口味食物，不妨回想一下最近是不是工作或是生活上有什么不如意，或出现了什么状况，让你需要借助食物获取更多的多巴胺，才能使自己的情绪得以缓解和释放。

暴饮暴食后，人们往往会对自己的行为感到后悔甚至产生厌恶情绪，这反而导致压力增加，接着暴饮暴食，形成焦虑/情绪低落－饮食失调（暴食）－懊恼－节食/厌食－苦恼，并再次暴食或节食，靠吃来消除压力的恶性循环。如果不打破这个循环，就很难从根本上解决饮食失调的问题。例如，如果只是告诉小文让她不要吃零食点心等垃圾食品，多吃营养密度高的食物，不要暴饮暴食或厌食，我敢肯定，下次她来复诊时，问题依然存在。所以，我请心理医生和她进行了沟通，并作出相应指导和治疗，让她充分意识到自己存在情绪化进食的问题，不要把食物当作敌人去对抗，因为越是抗拒某种食物，某种食物就越有诱惑力。所以，要去接纳所有的食物，哪怕是减重禁忌的食物。因为只有完全接纳，才不会产生恐惧，才能重新熟悉几乎快被自己遗忘的那些生理信号：饱腹感、饥饿感以及对食物的味觉喜好。进食之前多问问自己：我是要填饱我的胃还是我的心？尽量减少情绪化进食的机会，尝试通过其他途径表达情绪。生活中难免会有一些负面情绪，我们可以通过很多途径进行疏解，比如运动、旅游、看书、听音乐等。

减重离不开家庭和亲友的支持，不妨让身边的人知道，你想要更加健康的饮食生活方式。同时，尽量不要在家中囤一些开袋即食的加工食品，如果买，也尽可能选择小包装的食物，"藏"在家中不常看到的地方，做到"眼不见为净"。此外，转移自己的注意力，当你坐在沙发上想吃东西时，可以离开做点别的事情，比如给朋友打个电话，打扫一下卫生。如果实在忍不住想吃东西，可以去厨房动手做一个水果或蔬菜沙拉，而不是选择开袋即食的零食。总之，创造有利于减重的环境和氛围很重要。

可喜的是，小文最近一次来我门诊，说："励医生，我现在还是会吃甜食、炸鸡，但是吃几口我就很满足了，甚至可以一笑而过了。"最重要的是，经过这些综合调整治疗，她的月经也恢复了正常。

重新感知身体对食物的信号

怎样才算吃饱了？

从生理的角度上来讲，在你饿的时候，肚子会"咕咕"叫，吃饱了以后就会有一种满足感，那么这个时候自然而然就会停止，就像婴幼儿，吃饱了就停止。但是随着年龄的增加，饥饿感除了生理需求的影响，更大程度上是由我们的心理（心情或情绪）决定的。有时候我们压根就忘了去感受食物在嘴巴里和在胃里的感觉，比如边看书籍／手机／电视／电脑，边用餐，是不是大多数上班族的真实生活写照？所以，这才导致我们逐渐遗忘了身体对食物的信号：饱腹感、饥饿感以及对食物的味觉喜好，不能够清楚地估量"什么时候吃饱了"，"什么时候饿了该吃东西了"。

　　大脑感知"我吃饱了"的信号的过程大概需要20min的时间。如果吃饭速度比较快，感觉吃饱了的话，吃完后再过一会可能就会觉得吃撑了。这也就是为什么我们常说吃饭要吃八分饱。有些人因为长期控制饮食，或者工作太忙，吃饭时"一心二用"，忽略了自己的饱饿感，这个信号就慢慢地减弱了，然后就会变得用眼睛或是嗅觉在吃饭。比如，觉得这个食物看着大小还可以，颜色也很诱人，或者闻到了香味，然后食欲就来了，或者今天心情好，约朋友吃顿大餐。明明我们的身体是非常智能和聪明的，通过传达饥饿和饱腹的信号来控制吃这件事，但是一旦被情绪左右，信号通路就会被扰乱，最终的结果是吃进去的量早已远远超过了我们身体所需要的量。

　　如果你完全感受不到饥饿感或饱腹感，建议可以在白天每隔6h进食一次，直到慢慢地体验和恢复饱饿感，再按你的饱饿程度来吃，做到"用心饮食"：有意识地放慢吃饭的速度，保持均匀的呼吸，用心感受食物的味道，忘掉吃饭以外的事情，将书和电子产品放在看不到的地方，同时，耐心地去感受身体对食物做出的反馈。通过这种正向练习，重新恢复身体对食物的信号。

五、拼命运动却瘦不下来是为什么

俗话说，要想瘦，就要"管住嘴，迈开腿"。如果长胖是因为吃得多、动得少，那我多动动，把吃进来的都消耗掉，是不是就可以瘦了？乍一听，好像还真是这么个道理。于是大家决心减重时像打了鸡血似的，每天激情昂扬地奔向健身房，挥汗如雨，无数次在心里默默跟自己说坚持、坚持、再坚持，努力向着美好的明天。可是，渐渐的，每次拖着疲惫的身子往体重秤上一站，却发现体重没有达到自己预期的改变，于是开始懊恼和沮丧。

可能不少人在减重时都会遇到过这样的情况，明明每天在运动了，可为什么还是没瘦，有时体重甚至还触底反弹、越跳越高？

减重不妨多做减法

前面我们说过，成人身体每天的能量消耗主要由基础代谢、食物的热效应和运动消耗三部分组成，而在这当中，基础代谢所占的比重实际上是最高的。所以，仅仅运动是不够的，需要达到一定的运动强度和持续一定的时间。而且，运动量带来的能量消耗也不是一成不变的，随着运动能力的提升，我们的身体会开始主动为我们"节约能源"，相同的运动量在减重的不同阶段消耗的能量逐渐下降，我们需要随着减重的进行，逐渐增加运动的强度才能长效减重。

对于体重基数比较大的人而言，在刚开始减重的时候，心肺能力较弱，关节的负担却很大，稍微动动就感觉疲劳，却达不到目标运动强度，还增加受伤的风险。如果不能将运动与饮食控制相结合，比如在运动后大量进食，身体还会出现代偿性的能量吸收，导致功亏一篑。又或者营养结构不合理，导致肌肉生长的原料缺乏，使肌肉只有消耗而没有合成，久而久之基础代谢率下降，使减重效果欠佳。

社会上有一种观点，认为遗传和饮食习惯是造成肥胖的主要原因，仅凭运动把吃进去的能量消耗掉是不切实际的。这样的观点忽视了运动的积极作用，但从某种角度看，也有一定的提示意义。为什么呢？我们来看下面一个例子。

200kcal的食物：红富士苹果400g；草莓酸奶200g；全麦面包80g；苏打饼干45g；原味杏仁35g；花生酱33g；巧克力30g。

消耗200kcal的运动量：跳绳30min；健身操35min；爬楼梯35min；打羽毛球40min；慢跑40min；打扫卫生70min；瑜伽90min；散步120min。

200kcal的食物，吃掉它可能只需要花1min，但是消耗它却要跑将近1h。想想看，少吃几口巧克力可以大幅度降低能量摄入，而大部分人肥胖，可不只是多吃了几口巧克力而已。

更让人感到无奈的是，在减重过程中，通过运动产生的能量消耗并不是无上限的。随着运动量的增加，虽然运动带来的能量消耗也会增加，但是聪明的身体会通过降低基础代谢率来降低总能量消耗，这就是"能量补偿"现象。并且，体重越大，"能量补偿"也就越多。人类进化过程中，"能量补偿"曾使我们仅依靠更少的食物就能生存下来，也使我们如今几乎不可能只通过运动就达到减重的目的。

不仅生理上存在"能量补偿"现象，"补偿心理"同样存在。运动常常让我们产生一种错觉：我今天锻炼这么久了，可以多吃一点犒劳一下自己。运动带来的安心感和成就感很容易就说服了自己，导致因控制饮食而压抑的食欲得到释放。于是，好不容易消耗掉的能量，只需要一个面包或者一袋薯片就补回来了。这种因运动带来的吃的补偿，也是减重不成功的重要原因。

这种"补偿心理"同样体现在体力活动上，有些人运动后，就减少了日常的体力活动。"本来回家都是爬楼梯，可是今天已经专门去运动了，那么我就选择坐电梯吧。""本来上下班靠步行，可是我现在开始去健身房了，那就开车上下班吧。"诸如此类的想法，可能就会使原本每天会走 10 000 步的你，因为运动，日均步数减少到了3 000 步。而这些减少了的能量消耗，几乎不会被意识到。

只是为了减重而运动，那就亏大了

看到这里，你可能会疑惑，运动似乎对减重来说没什么帮助，甚至还有可能"帮倒忙"？当然不是！运动能产生使人愉悦的感受，缓解压力，还能锻炼心肺功能，提高基础代谢率，强健骨骼，甚至是现代生活不可或缺的社交方式。

大家应该都有这样的经历，心情烦闷时来一场夜跑，大汗淋漓的同时那些消极情绪也好像随着汗水一起挥发不见；走进羽毛球场，不管水平高低，每个人的脸上都是开心的表情，几乎找不到愁眉苦脸的，这就是运动对情绪的调节作用。运动可以促使内啡肽分泌增加，这是一种对人类来说非常重要的激素，除最重要的镇痛作用以外，还可以缓解抑郁情绪，使人产生幸福、快乐的感觉——"快乐激素"名不虚传。在治疗抑郁症的过程中，通过运动刺激内啡肽分泌，从而使患者由内而外地快乐起来，是一种非常常用且效果显著的方法。一些有长期运动习惯的人一旦停下运动反而会无所适从，所谓的"运动上瘾"本质上来说也是对内啡肽的"上瘾"。当然这并不是坏事，在减重过程中我们恰恰需要大家去对运动"上瘾"，养成规律的运动习惯，才能期望做到减重"永不反弹"。

日本著名作家村上春树 30 多岁时开始跑步，他曾在《当我谈跑步时，我谈些什么》中说到，他在跑步的时候几乎从不思考正儿八经的事情，跑步对他而言是属于自己沉默的时间，不用和人交谈，也不必听人说话，只需要眺望周围的风光、凝视自己。这样独处和空白的时间，是对精神健康具有重要意义的心灵功课。跑步带给每个人的感受是不一样的，但是，我想对于喜欢的人而言，每个人都能找到自己坚持的理由。就像村上春树所说的："忙就中断跑步的话，我一辈子都无法跑步。坚持跑步的理由不过一丝半点，中断跑步的理由却足够装满一辆大型载重卡车。"

所以，无论是跑步或是其他运动，不要把它当作是一种任务，更不要只是为了减重而运动，那样的话就享受不到运动带来的乐趣，而且一旦没有了最初的激情，或者看不到减重的效果，就会想放弃。更何况运动确实是一件耗精力和体力的事，如果没有强大的自制力和意志力，我们很难长久坚持。相反，当你开始享受运动过程中的那份轻松和开心，并从中收获自信，收获健康，这样边运动边瘦下来后，收获的快乐也是双倍的。

所以，如果只是为了减重而运动，那就真的亏大了！我们应该把运动当作是一种兴趣或一种放松身心的方式，而体重下降只不过是运动带来的副产品。

有氧还是抗阻，运动减重何去何从

有氧运动一大作用就是锻炼人体的心肺功能。心肺功能是机体摄取氧气并通过血液供给全身的能力，我常把它比作是汽车发动机的马力，如果车子的自重比较大，自然也要匹配一个马力大一些的发动机，不然车子怎么可能跑得顺畅呢！同样道理，对于大体重的人们来说，其心肺功能应该也要更强大才行。但是车子的发动机可以更换，人体的心血管系统却不可能整个更换，如果心肺能力无法支持日常身体活动，长期处于超负荷状态，日积月累，难免出现心血管疾病，甚至直接危及生命。想要提高心肺功能，只有通过进行合理的循序渐进的运动锻炼来达到。

传统观点认为，中低强度、持续时间较长、有全身大部分肌群参与的有氧运动更适合减重期，常见的如快走、慢跑、骑自行车、游泳、健身操、椭圆机等。后来随着对运动的认识不断加深，人们开始越来越多地重视抗阻训练在各个领域的重要性。抗阻训练可以增加身体的肌肉量，反而会使体重上升，那为什么减重还要选择抗阻训练呢？

前面我们讲过，基础代谢在每天的能量消耗里占了大头，而在影响基础代谢率的几大因素中，肌肉代谢活动带来的影响最为显著，肌肉含量越高，基础代谢率就越高，即使在安静的状态下也能消耗更多的能量。这对减重无疑有着巨大的意义。毕竟，大多数人不可能一整天多数时间都在运动。除了增加基础代谢率，肌肉量的增加对保护关节、防止损伤也有一定的意义。体重超重甚至肥胖者，在日常生活中往往会出现关节的不适，即使症状不明显，他们的关节压力也比体重正常的同龄人大许多，而通过抗阻训练增加相应部位的肌肉，可以帮助关节分担压力，从而达到保护关节的目的。

年近 70 的王阿姨一度是我们的减重俱乐部里年龄最大的组员，她的体重虽然只是达到超重范围，但是双侧膝关节却已严重磨损，严重影响了日常活动。我们通过人体成分检测发现，她的肌肉含量尤其是下肢肌肉含量严重不足。尽管她之前有学习过游泳，但对增加肌肉的效果有限。对此，我们团队的运动师给出了水中健身的建议，让她试着利用水的浮力在水中完成步行、提踵、抬腿、静蹲等在地上完成起来比较吃力的动作。在王阿姨适应了水中健身之后，再尝试着逐渐把这些动作转移到地上进行，并逐渐加大强度。3个月后，王阿姨体重降低了2.5kg，腰围明显减小，最重要的是她感觉腿比以前有劲多了。用她的话说："原来我爬楼梯都是双手拉着扶手把自己拽上去的，现在虽然不快，但是我可以一步一步走上去了！"王阿姨的例子说明力量训练对减重人群也至关重要，尤其是增加肌肉力量保护负重关节。

总结来说，减重到底是有氧运动还是无氧运动效果更好，前提还是那句话：只要是身体需要的，只要是你愿意做和愿意坚持的运动，效果都会很好。如果非要进行选择，我的建议是不同类型的运动"雨露均沾"。正如在日常饮食中我们需要摄入各种不同的食物以达到营养均衡，运动最好也多种方式结合，做到"不挑食、不偏食"，才能不断给身体以有效的刺激，改善健康状态，达到减重的目的。

运动减重，要效果更要避免损伤

如果有人问我："励医生，我想减重，做什么运动比较好呢？"我都会回答说："你喜欢并热爱的那项运动。"但是，现实是：大多数人没有运动的习惯，更谈不上热爱了。对体重基数较大的人而言，运动不当不仅不能达到想要的减重效果，甚至还会造成不必要的损伤。这种情况最好是由医生进行评估后开具运动处方。在我们门诊减重的人，我们团队的运动师都会对其进行身体状况评估，然后制定个性化的运动处方，同时，还会对他们进行监督。在这个过程中遇到任何运动相关的问题他们也可以随时反馈，运动师会及时给出建议，这样就提高了大家运动的科学性和依从性。

运动处方一般包括四个要素：运动项目、运动强度、运动频率、持续时间。

运动项目：

在减重当中，有氧运动一般首选游泳和水中健身，因为水的浮力能有效帮助减轻运动中关节承受的压力，起到保护作用。同时，水也能提供一定的阻力，在水中进行运动能消耗更多的能量。此外，常见的有氧运动还有快走、慢跑、骑自行车、椭圆机等，都非常适合在减肥期间进行。目前，有越来越多的研究成果显示，群体类活动也有着非常好的减重效果，例如羽毛球、乒乓球、街舞、健身操等，因为互动性好，不会那么枯燥，趣味性强，并且在这个过程中大家互相监督，就使得这些运动比较容易接受和坚持下去。

最近比较火的高强度间歇训练（high intensity interval training, HIIT）也是有氧运动中的一类。最早设计出来是为了提高运动员的耐力，后来发现不仅运动时间短且减脂效果可喜，深受运动员及健身人士青睐。它可以减少内脏脂肪，消灭最难减的小肚腩，也有研究表明其对心血管健康有益。这种运动强度高，往往需要达到最大心率的 80% 以上，差不多是累到喘不过气的程度，但是相应的，能量消耗的效率也很高。举个例子，一个 20min 左右的 HIIT 训练，除去休息时间，真正的运动时间可能只有 10~14min，却可以消耗 200kcal 的能量，相当于匀速跑步 30min。一个比较简单的方案可以通过跳绳、蹬自行车、开合跳这些方式来实现，例如快速跳绳 1min，休息 30s，做 10 个循环。当然，想要起到效果，一定要达到运动强度及持续时间。

抗阻训练就是我们常说的力量训练，是肌肉在运动过程中克服外来阻力而进行的主动运动，它能很好地锻炼机体的骨骼和肌肉，提升肌肉力量和爆发力。大部分抗阻训练都属于无氧运动。抗阻训练可以分为徒手训练和器械训练。徒手训练可以选择仰卧起坐、俯卧撑、引体向上和爬行等方式，利用自身体重作为负荷进行锻炼。此外，还可以借助一些器械或物品，如哑铃、杠铃、瑜伽球、弹力带、瓶装水等，进行重量训练。有些项目在家就可以完成，比如，前期可以徒手练习，之后以利用小哑铃、弹力带等小器械的练习为主，再视自身情况循序渐进，慢慢增加强度、动作个数、组数及难度或者负荷量。

此外，常见的运动形式还有柔韧性练习和平衡性练习等。自古以来就有"筋长一寸，寿延十年"的说法，最近更有一些声称可以减重的拉伸练习视频走红网络，因而大家逐渐把目光转向了这块一直被忽视的领域。的确，良好的柔韧性对身体健康有着不容忽视的益处，但"循序渐进，量力而行"依旧是需要再次强调的。至于"拉伸可以减肥"，更正确的表述应该是可以"改善身体姿态和线条"。它的主要作用不是消耗多少能量，而是可以通过合理正确的拉伸，来获得更加美好的外形。尽管体重可能变化并不大，但"看起来变瘦了"这个印象成果，对减重阶段的人来说也是意义非凡。至于平衡性练习，目前普遍认为它最重要的意义在于防跌倒，因此对于中老年人群而言非常重要，日常生活中建议适当增加平衡性锻炼。

运动强度：

有氧运动一般推荐在中低强度，即 50%～70%VO₂max（最大摄氧量）或者 60%～80% 最大心率［简易计算方法：最大心率 = 220 - 年龄（次 /min）］的范围内进行运动。在这个强度范围内，脂肪的氧化分解速率达到峰值，脂肪燃烧效果最佳。肥胖者往往本身就伴有一些基础疾病，心肺功能较体重正常的同龄人有一定差距，如果运动强度过大，非但燃脂效果不佳，血压和脉搏大幅上升，甚至可能会在运动中发生危险。

抗阻训练方面，由于肥胖者本身自重已经较大，因此如何减轻压力，保护关节是首先要考虑的问题。在锻炼初期，一般不建议选择增加额外的负重或阻力。在进行下肢抗阻训练时，尽量选择以近固定动作代替远固定动作，例如以腿举代替深蹲，这样做也同样是为了保护关节不受损伤。

运动频率：

为了对心肺功能产生持续有效的良性刺激，即使是没有运动习惯的肥胖者也需要做到至少隔天运动，在此基础上，有能力者可以增加到一周 5～7 天。而抗阻训练的频率可以通过每次轮换不同的身体部位达到，例如周一腰腹、周三肩背、周五臀腿、周日胸臂。不管选择哪种方式，运动都贵在坚持，养成持续的运动习惯，其意义远大于某段时间突击式的高频运动。

持续时间：

运动的持续时间，目前普遍要求训练日累计达到 30～60min，或者每周累计达到 150～300min，并且单次的持续运动时长在 10min 以上。有氧运动的时长计算比较容易，一般是指有氧心率达到目标范围之后的持续时间；而在抗阻训练中，则一般指正式训练的时间。抗阻训练每个动作的重复次数、每组练习时间、组数以及组间间隔是更需要我们关注的点。运动前的热身和运动后的放松时间，一般并不包含在内。

运动的一般原则是：循序渐进，量力而行；有氧运动和抗阻训练相结合；强度从小到大，时间从短到长，频率从少到多。而且运动处方需随着运动的不同阶段进行调整，一般第一张运动处方适用 1～3 周，1 个月末可进行调整，2～3 个月后可使之相对固定。不管选择什么样的项目，运动过程都要尽量能做到完整，包含热身、有效训练，也有必要的放松，缺一不可。

对于肥胖程度较高者，在运动处方（表5-1）的设计上应尤为谨慎。测试评估时应包括：安静状态下的心功能指标检查、常规血生化指标检查、心肺功能测试、体成分和身体形态评估等。前期的有氧运动最好能避免频繁且长时间的跳跃类项目（例如跳绳、健身操）、负重类项目（例如登山、跑楼梯）、身体对抗类项目（例如篮球、足球）。鼓励进行固定自行车、游泳等非承重运动，以保护关节。适应期可以有氧运动为主，提高期可以在有氧运动的基础上逐渐增加抗阻训练，巩固期可有氧运动结合适当的抗阻训练。而在抗阻训练中，在把动作做到标准的同时，要充分认识到呼吸配合的重要性，切忌憋气，个别动作如果负重较大，则需要在专业人员的保护下进行。

表5-1　运动处方

运动前热身	动态拉伸,肌肉激活	10min
作用:提高机体兴奋性,预防运动损伤		

有氧运动	运动方式	快走、慢跑、走跑结合、游泳、骑自行车、网球、乒乓球、羽毛球、划船机、椭圆机、健身操、有氧综合训练等
	运动强度	中等强度,心率维持在170- 年龄(次/min),即"能交谈不能唱歌"的状态
	运动时间	30～60min/次(时间可累积),150～300min/周
	运动频率	4～7次/周
	备注	如有心血管、血压、血糖、骨关节等问题,须在专业运动师指导下进行运动
作用:促进全身血液流动,促进恢复,减缓肌肉酸痛,消耗脂肪		

	训练部位	动作选择	重量/次数/强度	组间间歇
抗阻训练	下肢	深蹲	自重/10～20/2～5组	1～3min
	臀部	俯卧跪姿后踢腿	自重/10～15/2～5组	1～3min
	背部	俯身哑铃划船	3～10kg/10～15/2～5组	1～3min
	胸部	俯卧撑(简易俯卧撑)	自重/10～15/2～5组	1～3min
	腹部	卷腹	自重/10～15/2～5组	1～3min
	腹部	仰卧交替抬腿	自重/10～15/2～5组	1～3min
	上肢	哑铃上举	5～15kg/10～15/2～5组	1～3min
	上肢	哑铃弯举	5～15kg/10～15/2～5组	1～3min
	备注	如有心血管、血压、血糖、骨关节等问题,须在专业运动师指导下进行运动。每次举起的重量以刚好能完成目标次数为宜,进行重量练习的过程中,始终保持正常呼吸,不可憋气完成动作,腹部训练次数以自身能力水平而定。每次完成时间30～40min,一周2～3次,且之间最好间隔至少一天,让肌肉更好地恢复		

作用:提高肌肉耐力,抵抗过早疲劳

运动后拉伸	全身拉伸(下肢、上肢、胸部、腹部、背部)	10min

作用:放松肌肉,促进恢复,增加关节活动度

六、睡个好觉也能减重

减重除了好好吃、好好动外,好好睡也很重要。

翁阿姨第一次来我门诊的时候还是3年前,但现在她第一次来时

的情景我仍然记忆犹新。71 岁的翁阿姨和老伴都是退休老教师，唯一的女儿常年定居在外地，家中就二位老人互相依靠和照料。准确来说，主要是翁阿姨老伴照顾她。为什么这样说呢？

翁阿姨第一次到我诊室时是被她老伴用轮椅推着过来的，还未靠近，我就感受到了她庞大的身躯发出的费力的喘息声。我本以为她是来看糖尿病相关疾病的。

"励医生，我们是来减重的。"

"啊，您怎么这么大年龄想着要来减重呢？"我心生疑惑。

"我老伴扁桃体肥大，去五官科住院，准备做手术，医生说先让我们到你这边减重。"恰巧，翁阿姨的管床医生之前也是在我这里减肥成功的。

"哦，原来是这样子啊！"

"最近几年她越来越健忘了，体力也越来越差，走几步路就喘得厉害，晚上睡觉鼾声很大，经常把我吵醒。"

身高 160cm 的翁阿姨体重有 85.5kg，腰围竟然有 118cm，体脂率也远远超标，达到了 41.0%，是典型的苹果型身材。晚上睡觉打鼾已有十多年了，同时，还合并了高血压、高血脂、脂肪肝。

了解了翁阿姨的具体情况后，我们给她完善了相关的检查，并进行了睡眠呼吸监测。结果显示，翁阿姨有重度的阻塞性睡眠呼吸暂停低通气综合征及严重的夜间低氧血症，将近一半的睡眠时间处于呼吸暂停状态，最长一次呼吸暂停时间竟然达 64s！于是，我们给她进行了呼吸机治疗。其实很简单，就是睡觉时佩戴个鼻面罩，通过机器持续气道正压通气，纠正呼吸暂停和夜间缺氧，同时配合饮食指导。

3 个月后，翁阿姨走进了我的诊室，体重下降到 72kg，腰围也减了 10cm 之多。睡眠呼吸暂停的情况也得到了显著改善，之前夜间口干、憋气和喘气的现象已经消失，难以控制的血压现在也稳定了。

"励医生，真是太感谢你了！医生说效果和手术治疗的效果差不多，现在晚上睡着了基本没有声音了。多亏了你们，我不用受罪挨刀子了。"

半年后，翁阿姨的体重降到了约 69kg，目前一直稳定在 68kg 左右。我至今还记得她脸上洋溢着笑容说："我再也不是老伴的拖累了。以前我什么都做不了，都是他照顾我，去公园散步也只能坐在椅子上等他，现在终于可以和他一起遛弯了。"

像翁阿姨这样"重获新生"的人不在少数。如果你也觉得减重困难，同时有严重打鼾的情况，不妨先到医院做个睡眠呼吸监测，看看是否存在睡眠呼吸暂停的情况，因为睡眠障碍本身也会导致体重增加，影响减重效果。

睡眠障碍，减重路上的"拦路虎"

在门诊，像翁阿姨这样的人其实很多。常常会听到肥胖者的另一半向我抱怨："医生，他 / 她晚上睡觉时呼噜声太大了，跟打雷似的，而且有时打着打着忽然就断掉了，没有声音，感觉像'没气了'，可吓人了。"很多人以为打呼噜就是熟睡、睡得香的象征，实际上这种认识是错误的，打鼾是上气道阻塞的表现。正常情况下，我们的呼吸道是通畅的，不会发出声响，但若呼吸道被压迫变得狭窄，气流就会带动咽喉部软组织振动，产生所谓的鼾声。也就是说，打鼾实际上是人竭尽全力实现呼吸的过程。更恐怖的是，有的时候鼾声会突然中止，中止的这段时间，呼吸会非常微弱，甚至出现呼吸暂停，这就是我们前文所说的阻塞性睡眠呼吸暂停综合征（OSAS）。那我们如何初步判断自己是否存在 OSAS 的隐患呢？可以通过以下几点初步进行判断：

·你是否有夜间口干、多尿，夜间憋气、憋醒或夜尿增多，反复觉醒，在睡醒的时候感到胸闷、气促或呼吸困难；

·你的伴侣是否发现你睡觉时鼾声很大并出现憋气现象，呼噜声突然停止，要过好半天才会听到"噗"一声，吐出一口气；

·你是否白天特别容易困倦或者乏力、注意力不集中、记忆力减退、嗜睡，甚至工作或开车的时候睡着，但即使睡醒之后也不能精神抖擞；

·你是否患有高血压或正进行高血压治疗；

·你是否BMI超标、脖子较粗短（颈围＞40cm）或下颌后缩（用食指衡量，鼻尖、嘴唇和下巴不能处于一条直线上）。

如果以上回答中有三条为"是"，说明OSAS的风险很高，建议尽快到医院进行睡眠呼吸监测的检查。

脖子越粗越容易发生OSAS，这是因为肥胖者的颈部和咽部常堆积大量脂肪，加上舌根后坠，使咽腔狭窄，睡觉时颈部脂肪松弛，上气道出现"塌陷"，这时候气体就不能顺畅地进入肺中，从而出现睡眠呼吸暂停，身体短暂缺氧。入睡后，人的意识和知觉是大大下降的，即使出现呼吸暂停，自己也很难觉察，若呼吸暂停时间较久，可能会危及生命。在睡梦中猝死并不是耸人听闻，现实生活中就存在。遗憾的是，很多人没有意识到OSAS的危险和严重性，错误地认为"打鼾不过是睡觉时呼吸声音变大而已"。

反过来，睡眠呼吸暂停本身亦可加重肥胖。由于间歇性缺氧且睡眠经常中断，交感神经系统激活，夜间睡眠质量下降，难以进入深度睡眠状态，导致体内的激素分泌紊乱，影响我们的饥饿和饱腹信号。另外，长期处于"氧负债"状态及睡眠不好，导致大脑内控制摄食及机体代谢的中枢功能紊乱，加上白天嗜睡、精神不振、活动量减少、能量消耗下降，肥胖的加重不可避免。同时，肥胖又加重睡眠呼吸暂停，周而复始，形成恶性循环。如果不打破这个恶性循环，减重就需要花费更大的力气，效果也大打折扣。我们的实践经验证实，伴有OSAS的人使用呼吸机治疗的减重及降压效果明显比不用呼吸机的人好得多。所以，如果你存在体型肥胖、脖子粗短、咽腔狭窄和下颌后缩的情况，花大力气减重却收效甚微，不妨在"睡个好觉"方面多下点功夫。因为除了少吃多动外，睡个好觉对减重也至关重要。

当然，除了睡眠呼吸暂停，还有许多其他的因素影响我们的睡眠。无论是因为加班而"主动熬夜"，还是由于各种睡眠问题导致"被动熬夜"，总之，熬夜、失眠已成为当下一部分人的常态。也难怪很多人"一边熬夜一边养生"——顶着黑眼圈，吃着褪黑素，喝着养生茶，中药泡个脚。

经常熬夜的人往往进食时间不规律。不吃早餐，中午和晚上容易吃很多，饥一餐饱一顿；常选择快餐或者外卖；或对不健康食物的自控力下降，更倾向于去吃一些包装食品或加工零食等不健康的食品。此外，长时间熬夜免不了会吃夜宵，吃完夜宵后马上睡觉，不仅会增加胃肠和肝脏的负担，还会导致能量摄入超标。

睡眠不足还会导致身体疲乏，更别说白天能有时间和精力运动了。并且，大家都知道，小孩子长个头主要是在晚上睡觉的时候，这是因为生长激素分泌高峰在晚上 11 点至凌晨 1 点。超过这个时段入睡，生长激素分泌量下降，会导致身体新陈代谢速率降低，更容易悄悄长胖。

睡不着怎么办

据统计，目前中国有超 3 亿人存在睡眠障碍。我们睡得越来越晚的同时，体重也逐渐上涨。"子时大睡，午时小憩"是古人传下来的黄金睡眠养生法则。睡眠时长保持在 7～9h 之间是最利于健康的，尤其是晚上 11 点到第二天早上 6 点，是"黄金睡眠 7 小时"。因此最好11 点之前上床休息，中午还可以小憩片刻，20min 左右为宜。

那如何创造一个良好的睡眠环境呢？

首先，创造一个适合睡眠的卧室环境。卧室环境和我们睡眠的关系非常大，举个简单的例子，当你在图书馆看到大家都在安静地学习就很容易静下来看书，睡眠同样也受环境的影响。从进化的角度而言，洞穴式的睡眠环境更适合人类，因为我们的祖先就睡在自己的洞穴里，而我们继承了这样的基因，洞穴那简单、黑暗、安静和凉爽的环境更适合睡眠。所以，首先卧室要尽可能的黑暗，尤其要避免蓝色的光。因为在所有的光谱里，蓝光对褪黑素分泌的影响最大。电脑、手机屏幕等都会发出蓝光，所以睡前 1h 尽量不要接触手机或电脑，或者不要将电子设备带进卧室。如果要留灯，最好是火焰颜色，也就是橘黄色的灯。窗帘最好选择遮光性好的厚窗帘。

其次是室温。温度要凉爽不要潮热，因为环境温度的下降，会使身体核心体温下降，触发睡眠驱动。

再者，卧室要安静。有些时候，卧室没法完全安静，比如婴儿的哭声、汽车喇叭声、伴侣的呼噜声，都会影响睡眠。这种情况下可以试试白噪音。白噪音是比喻，它就像白色的声音，是各个频率的声波均匀混合发出的声音，比如自然界的雨声、风声等。白噪音会让人感觉处在一个自然和安全的环境，心情相对放松，这也是雨天令人感觉特别容易入睡的原因。

最后是心情放松。要创造一个平静、不焦虑、不担心、不兴奋的心理环境。这个说起来容易做起来难。建议在工作娱乐和晚上睡觉之间，人为地做一个隔离，设定一个"防火墙"，通过一些有仪式感的事儿，让自己安静下来，比如散步、读书、陪伴家人、泡脚、做面膜、冥想等。在睡前 1h 里逐渐调整，让自己的心情平静下来。也可以找一个安静的地方坐下来，慢慢闭上眼睛，找一个能平复心情的词，比如放松、平静、幸福等。然后在脑中默念这个词，一直持续 10min 左右，走神了也不要紧，说一句"哦，走神了"，再回到原词上就可以了。这个练习会使交感神经系统受到抑制，副交感神经被激活，让我们感到放松。

当你意识到自己的睡眠问题比较严重，已经影响到生活了，一定要及时去睡眠科或心理科就诊，寻求专业医生的帮助。

当熬夜不可避免

若不得不熬夜，尽量把熬夜对身体的损害降到最低。如果要吃夜宵，可以选择高膳食纤维、低能量的食物，比如燕麦、紫薯等，或吃富含色氨酸、5- 羟色胺的食物，如温牛奶、苹果、香蕉或少量原味坚果等，这些都可以帮助提高睡眠质量。睡觉前 2h 内不要进食难以消化的食物和过度摄入含糖饮料。熬夜过程中要注意补水，避免用烟、咖啡、浓茶来"提神醒脑"。另外，虽然晚睡，但依然要按时进餐，而且要保证早餐和晚餐的营养丰富。选择清淡的食物，杜绝高能量、高脂肪或高糖分的食物。可以选择各种粗杂粮作为主食，如玉米、小米粥等，这些食物营养丰富且膳食纤维含量高，有助于减重。

熬夜后的第二天中午，千万记得要打个小盹。此外，多去户外走动，多晒太阳，有利于恢复体内褪黑素的分泌节律，也是摆脱熬夜后萎靡状态的好办法。养成定期锻炼的习惯，适当的锻炼有助于我们的睡眠。

此外，无论前一晚睡了多久，尽可能在基本固定的时间起床，不要打乱平时起床的时间点。周末也不要相差过大，只需睡到第二天能恢复精力即可，不要过多强求睡眠时间的长短。若要补觉，可以选一个周末，前一天11点之前上床休息，早上睡到自然醒。白天可以休息，但不要躺下或打瞌睡。早上睡醒后立即拉开窗帘，感受早晨的阳光，快速唤醒沉睡的身体，调整睡眠生物钟，维持正常昼夜节律。

把觉睡饱之后，再精神饱满地出门运动。从睡好觉开始，就能打破少睡→少动→肥胖→饥饿减重→运动欲望下降→体重反弹的恶性循环。

七、减重期间如何缓解压力

想瘦下去，不仅需要身体力行，还更需要强大的心理做支撑。因为减重对抗的是多年养成的习惯，而固守习惯是人的本能，所以对一些人而言，减重是一件痛苦的事情，需要有一定的心理准备。

了解你的敌人

减重，就是改掉原来不健康的饮食习惯。可是，很多人可能不知道，进食能带来快感，甚至能让人成瘾。当然，这种快感的程度是非常微弱的，大部分人不会有所察觉。从生理学的角度看，当看到美食，或者舌头品尝到美味的时候，人的瞳孔是散大的，且唾液腺分泌旺盛；从心理学的角度看，饥饿状态下，人的内心会缺乏安全感，而进食恰恰能弥补安全感的缺失，让人觉得心里安稳。

食物成瘾的人可能已经存在一定程度的心理障碍，比如长时间的情绪低落、提不起兴趣、没有动力，或者长时间莫名其妙的紧张、担心、恐慌、坐立不安等，而且这些问题已经给其生活造成了不好的影响，这就是医学上所说的抑郁症、焦虑症。精神科医生会给心理疾病患者开抗抑郁药，这些药物能让他们体验到开心和快乐，而进食也有带给人快乐的功能，这就是为什么很多有心理障碍的患者在不知不觉中会控制不住地吃东西。

这里提到的焦虑症、抑郁症，大多数人可能会觉得离自己比较遥远，其实每个人一生当中都会有焦虑和抑郁情绪。当你知道了进食能带来快感，甚至可以成瘾的常识，就不会轻易掉进食物成瘾的陷阱。

了解你自己

减重过程中最重要的环节就是把健康的行为转变为日常的习惯。一般来讲，习惯的养成需要 3 个月左右的时间。所以，如何在心理上尽快地接纳和适应新的行为模式，尤为重要。

首先，要有坚定的信念。古往今来，无论是一个人还是团体，在朝着目标前进的过程中，一定会遇到一些艰难险阻，这些困难会消磨你的斗志，而行进路上的诱惑也会让你禁不住想改变方向。所以，在减重之前，一定要先问问自己准备好了没有，以及能不能禁得住美食的诱惑，能不能至少坚持 3 个月。想清楚，再上路。

其次，要有战胜懒惰的方法。趋利避害是动物的本能，人也不例外。懒惰，就是减重路上的一只"拦路虎"。当然，要战胜它，也不是没有办法，有一个杀手锏，叫作"规律"。不要小看规律——规律决定习惯，习惯决定性格，性格决定命运。

这里要重点介绍一种方法,叫"建立秩序感"。

看看我们周围的优秀人士,除了工作努力,他们身上普遍还有一种特点,就是在雷打不动地坚持做一两件事情,比如打球、跑步、书法。有时候还把这些行为发到朋友圈,参与打卡,他人的点赞和鼓励又反过来强化了他们的习惯。

这是一种非常实用的方法。建议你先列出一张详细的清单(表5-2),包括起床、吃早饭、工作、休息等内容,完成后在后面打钩,未完成的打叉并写明原因。不要小看这样的小清单,坚持如此,一定会让自己变得越来越优秀。

表 5-2　每日清单

时间	项目	是否完成 + 原因				
		周一	周二	周三	周四	周五
6:00	起床	√				
6:30	吃早饭	√				
7:00—7:30	坐地铁 + 看书	× 玩手机				
8:00—11:30	努力工作	√				
12:00	吃午饭	√				
19:00	运动	× 加班				

学会缓解压力

人在压力状态下,容易情绪不稳定、烦躁、注意力难以集中,甚至暴饮暴食。这会给正常的工作和生活带来负面影响。能够早期识别不良情绪，合理管理压力，是一个人生存的基本技能之一。

下面介绍一种常用的快速缓解压力的小技巧：三分钟注意力练习。

第一分钟，想象自己最害怕、最焦虑的场景，可以是站在大庭广众之下演讲，可以是进行一场很关键的面试，体验一下你当时的感受是什么样的。是不是心跳加速？是不是双腿发软打颤？是不是脸面发红？是不是有呼吸不畅的感觉？是不是有人发现了你破绽，会让你更紧张……在第一分钟里，尽情去体验这种紧张不安的感觉。

第二分钟，把思维的角度收窄，想象自己置身于大自然之中。你能听到远处鸟儿的叫声，能闻到淡淡的花香，能感受到微风拂面，能看到头顶的蓝天白云，此时的你，尽情地亲近着大自然。

第三分钟，再次把注意力放到焦虑时的感受上来。这时，你应该能感受焦虑的程度逐渐降低了，身体逐渐舒适了，情绪逐渐舒展开了。

这种单一焦点练习，对于很多熟悉正念疗法的人来说并不陌生。其目的就是让我们保持专注和集中。把四处乱撞的思绪聚焦在单一焦点上，通过注意力的转移，间接做到对不良情绪的宣泄和释放。

运动使我们释放多巴胺

焦虑的时候，人的肢体常常僵硬和紧绷，越焦虑，越紧绷，越紧绷，也就越焦虑。用运动的方式去缓解焦虑是再好不过的了。这里，提出两点建议供大家参考：

一是建议做需要注意力高度集中的运动。比如打篮球，当你拿到球的那一刻，必须立即判断是要投篮还是把球传给队友，不然球权就可能被对方抢去。不建议跑步，是因为身体虽然在跑步，大脑可能还在思考工作。所以很多严重焦虑患者跑步之后仍旧很疲惫，因为他的身体没有放松，精神也没有放松。

二是最好选择平时很少练到的运动类型，新鲜的事物更加能引起人的兴趣。一般来说，人类有一些基本的运动形式，包括走、跑、跳、投、攀、爬、登。走和跑大家都知道怎么做，但后面几种在现代人的生活里，发生的频率不是那么高。但正是这些平时不常进行的运动形式，更值得我们去尝试。

跳，比如跳绳、蹦床等。你看，几乎所有的小朋友都喜欢蹦蹦跳的运动，而大人在蹦床的时候也会感觉非常开心。

投，比如打篮球的投篮、冰壶运动的投壶，就连用纸团往垃圾篓里投，看谁投得准这个活动，都会让很多人觉得很快乐。

攀，攀岩给人的感觉是刺激的，命悬一线的既视感能让人全身心去聚焦当下。

爬，就是四肢着地爬行。当你哄那种很小的小朋友时，试着让自己爬着去追也在爬的他，相信你们两个都会很开心。你也可以在家里试着四肢着地自己爬，感觉会非常特别。

跳舞、蹦床、冰壶、室内攀岩这样的运动，不仅让我们拥有多巴胺带来的愉悦感，还会有专注带来的聚焦感。用不熟悉的方式使用身体所带来的成就感，会很大程度上缓解焦虑。

以上是常用的缓解焦虑紧张的小方法，如果减重过程中觉得压力太大，不妨参考这些方法，也许会对你有所帮助。

八、如何打破减重平台期"魔咒"

可以说每个减重的人都经历过同样的魔咒——减重平台期。明明刚开始减重效果很好，但减着减着体重就不再继续下降了。这个时候，无论是增加运动量还是减少能量摄入，体重都无法有效下降，说明减重到了平台期。

想要打破减重平台期，首先要放宽心态，接纳它的存在。减重平台期是正常的人体生理保护机制。身体无论在什么情况下，都会本能地产生对抗和适应现象，这再正常不过了。因为我们的身体喜欢稳定，不喜欢遭遇大的变动。减重过程中，我们的饮食和运动习惯发生了改变，而这种大规模的"自我改造"过程，相当于打破了既往的身体平衡和内环境稳态。于是，身体会通过增加食物的消化吸收并最大化利用，以及降低新陈代谢来补偿减少的那部分能量。与此同时，体内调控能量代谢的激素也会发生变化。总之，减重过程中，身体会想尽一切办法恢复原有的平衡状态。减重一段时间后，身体就会逐渐适应新的饮食生活习惯并达到新的能量平衡，这时候减重速度就会慢慢停滞，不再继续下降。所以，出现平台期并不是因为减重方法不对，也不是因为你不够努力，而是身体的自我调节和自我保护特性决定的。

既然平台期不可避免，那索性就坦然接受。换个角度看，平台期的出现也并非是件坏事。至少说明你的身体走出了舒适区，体重调定点下移，前阶段的努力有所成效，是时候开启下一轮的体重调定点平衡了。明确了这一点就不至于那么焦虑和沮丧，甚至还有些振奋人心。要把平台期当作是一个休整的过渡阶段。前面的阶段已经花费很大力气，不妨在这个时候稍作休息和调整，"积蓄力量"为下一阶段的减重做好充分的准备。

　　当然，这里说的休息，并不是彻底放松和抛开健康的生活习惯，否则后果只能是体重反弹。我的建议是，到了减重平台期，仍然保持减重的信心，重新回顾一下当前的生活习惯，如饮食、运动、睡眠和情绪状况等。因为最开始我们减重的动力非常大，饮食上要求也相对较严格。但是随着时间的推移，减重的动力、毅力和执行力都会慢慢下降。所以，你很有可能在不知不觉中增加了能量的摄入。同时，再问问自己是不是吃得太少了，因为节食导致身体基础代谢率快速降低，不再有"能量逆差"，使得体重难以持续下降。另外，也看看自己的运动执行情况，运动方式是不是太单一了？最开始积极运动的那股热情还在吗？还是说仅仅只是为了减肥而运动，没有享受到运动带给你的乐趣和积极反馈？此外，也看看自己近期的心理状态和睡眠情况。是否有学习、工作或生活中的压力和负面情绪？如果再加上睡眠不足，这些都有可能变成减重道路上的阻力。或者，是否换了一个新的生活环境，让你短时间没有条件顾及饮食和运动，这些都有可能导致减重事业停滞不前。

　　实际上，减重的过程中会多次遇到平台期，只是时间长短的问题。平台期给了减重者一个缓冲的机会，无论是否存在上述问题，你都可以利用好这个时间，从各个方面，包括从心态上进行调整，想办法将偏离轨道的部分慢慢拉回到正常状态。尤其是调整好作息和心态，不要让体重秤上的数字左右自己的情绪。饮食上要求更高一些。比如，饮食更多样化些；严格按照"餐盘原则"进行饮食搭配；选择天然未加工或营养密度高的食物；少吃精白米面；减少"破戒和犯规"的频率；或者每天摄入的能量在之前的基础上减少约 200kcal，切不可太多，以免影响基础代谢；同时一定要保证优质蛋白质的摄入量，避免肌肉流失。

另一方面就是要保证运动量，只有加强运动保证身体肌肉量，才能对抗减重导致的代谢下降。如果前期运动量不大可以适度增加。另外，转换运动方式也是不错的选择。因为长期进行单一的运动方式，身体会逐渐产生适应，习惯该运动后，消耗的能量就会减少。这时你需要改变一下运动习惯。比如，改变之前的运动方式或加入新的动作和组合；若没有进行过力量训练，就可以把自重训练和器械训练加入到运动计划中；将有氧运动跑步换成跳绳、游泳、骑自行车、打球等；还可以根据之前的运动强度调整运动时间和频率。总之，就是要打破自己原有的运动规律，让身体再次走出舒适区，去适应新的挑战。需要提醒的是，无论如何调整，前提都是你愿意做和能做到，尽量在自己可操作的范围内进行。否则，计划再完美，如果执行起来困难，就没有任何意义。

医生和营养师眼中的减重，理想情况下应该是体重呈阶梯式下降；而在减重者眼中，则期望体重能呈直线下降。认知不同，预期和反馈也就不一样。每一次打破平台期实际上就是减重取得质的飞跃的过程。希望看到这里，你会对所谓的减重平台期有一个重新的认识。

九、综合管理，多管齐下——多学科干预模式

何谓多学科干预？多学科干预即内分泌科、营养科、运动骨科、心理科、睡眠科、胃肠外科等科室的医生使出浑身解数，共同为超重肥胖者量身定制个性化的减重方案。多学科干预的对象主要是 BMI ≥ 24kg/m² 的超重肥胖人群，或者 BMI 未达到超重标准，但腰围达到向心性肥胖标准者（男性腰围 ≥ 90cm 及女性腰围 ≥ 85cm）。

多学科干预从一系列的问卷和身体检查开始。胖友们先在多学科医生指导下完成详细的问卷调查，其中包括饮食、运动、心理和病史等，目的是了解胖友们的一些基本情况。比如问卷可以让我们了解每位胖友的肥胖原因、作息、饮食和运动习惯以及心理状态。每个人的生活方式不一样，有人工作需要应酬，有人需要加班熬夜；有人三餐饮食不规律，以吃外卖为主；有人在单位食堂吃；有的学生住校，食堂饭菜偏油腻，林林总总。对他们的生活习惯越了解，才能帮助他们越好地减重。

随后的身体检查主要是为了排除继发性肥胖。虽然大多数肥胖都是由生活方式不当引起，但仍有部分患者的肥胖是由内分泌激素水平异常，如皮质醇增多症、甲状腺功能减退等疾病引起，如为继发性肥胖则需要先治疗原发疾病。检查的另一目的是为了发现肥胖相关疾病，我们也多次在来寻求减重帮助的年轻人中发现糖尿病、高脂血症、脂肪肝、蛋白尿等。充分了解每位胖友肥胖的原因和身心状态，才能有的放矢地制订个性化的强化生活方式干预计划，更好地帮助他们科学减重。

接下来就是强大的医师团队积极介入，由内分泌科医师对那些合并代谢性疾病且需要药物干预的胖友开具处方。作为一名内分泌科医

师，常常令我感到讶异的是，有些胖友会在网上或者一些美容机构购买没有资质的减肥药，却不愿意服用医师处方的正规药物。

营养师则是一个贯穿整个减重过程的重要角色。营养师会详细地分析胖友们的每日饮食，找出不足之处加以纠正，逐步使他们对健康饮食的了解从概念到具体。实际上，我们并不严格要求每人都吃我们制订的食谱，或者干脆每人每餐发放减重套餐。或许刚开始减重时，胖友们会很乐意那样做，也的确很方便，而且不存在吃错的情况，但让人长期吃类似的食物在现实中是不可能的。加之生活中总有许多变数，比如出差、聚会、食材限制等。因此，教会他们怎么计算能量，用什么方式烹饪，如何做同类食物的转换，才能真正"授人以渔"，起到长期维持减重成果的作用。

运动骨科医师负责教会大家如何有效减重又不伤害关节和韧带。根据胖友们的健康状况以及生活习惯选择合适的运动方式，一同选择运动目标和运动强度，制订适宜的力量训练，并且全程进行监督和指导。这样既保证效果也能避免不必要的损伤。

心理科和睡眠科医师共同帮助胖友们排解心理压力，改善睡眠情况。用心理学知识来分析胖友们过食行为的行为特征，采取相应的心理干预措施来纠正导致肥胖的行为，培养有利于减重的饮食行为；帮助胖友们与肥胖打好"心理战"，建立乐观开朗的心态，积极面对减肥过程中遇到的困难和挫折。

还有，不得不提的是外科医师。提到减重手术，许多人会想到的是脂肪抽吸术，但这是治标不治本的方法。而我们所说的减重手术是一种在腹腔镜下进行的胃减容术，该手术使胃的容积缩小，限制肥胖症患者的进食量，更为科学。有研究发现，这种手术不单单通过缩减食量来使患者减重，它还可以改变肠道激素水平、肠道菌群结构，从而发挥减重作用。所以，对于一些重度肥胖，特别是合并了代谢性疾病的肥胖症患者，单纯靠饮食很难控制体重，运动又很难开展的时候，手术不失为一个有效的减重方式。但需要提醒大家的是，不要把手术作为减重的捷径，如果不改变生活方式，术后仍有可能体重反弹。而且，手术毕竟存在风险，选择须谨慎。

制定个性化的减重方案后，将举办多学科干预启动会。约10人同组展开破冰之旅，组员间进行自我介绍，建立微信群，选定组长、副组长并明确职责。组员两两搭档一起减重，聆听多学科干预知识讲座，了解减重期间的注意事项，共同学习专业知识。

首次面对面的多学科干预结束之后，微信群就是胖友们与医护人员互动的有效工具。我们要求每位组员每天填写饮食运动日志，并上报公布在微信群内，由多学科团队进行点评与指导。没有竞争就没有动力，每周多学科团队医护人员进行微信随访，记录组员的自测体重、腰围，统计排名后公布在微信群，更好地督促大家减重。此外每月还会举行座谈会，届时邀请相关专家给胖友们进行授课或指导。

3个月后，我们会提醒胖友们来院复查，进行详细问诊、体格检查及复查相关实验室指标，进行综合评估。根据每个人的具体情况，由多学科团队来分析是否需要结合营养代餐？是否需要药物治疗？是否需要微创手术治疗？是否继续多学科强化生活方式干预方案？然后再给出下一步可行的减重相关建议。新的一轮减重周期便开始了……

虽说减重干预全过程只有3个月，但是相应的随访是终生的。第一批组建的微信群至今还在，没有解散，大部分人仍坚持每个月在群里汇报体重，组员如果有任何问题都可以在群里提出来，多学科团队也会尽力解决。

美国医学博士杜克·约翰逊（Duke Johnson，MD）曾说："如果你很胖，请记住这一点：你不是一夜之间变成了那样，你也不会一夜之间减掉多余的脂肪。要成功且健康地管理你的体重，是一辈子的事业，你得改变你的生活方式。"所以，不要仅仅为了减重而减重。健康的生活方式贯穿着人的一生，知其然，还须知其所以然。从现在开始，健康减重，健康生活，和肥胖说拜拜！

第六篇

那些减重成功的人
是怎么做的

经常会在社交媒体上看到某某明星减重成功，某某又成功减重，摆脱了脂肪肝，甚至是糖尿病，我们的减重俱乐部也不乏令人惊喜的减重故事，让我们来看一看吧。

一、谁说"微胖"有福相

我还记得第一次见到刘阿姨的情景：挺着一个大肚子，由女儿小心翼翼地搀扶着，有气无力地走进诊室。刘阿姨眉头紧锁，虽然戴着口罩，但是心里的忧虑全都写在了眼里。

随即，在对刘阿姨进行了前期诊断和进一步检查后发现，她的血压、血脂、血尿酸和血糖都偏高，尿液中检测出尿蛋白，说明肾脏受到了影响，同时肝功能的指标也偏高。开好药后，我叮嘱她一定要把肚子上的肉减下来，不然她的这些疾病很难控制好。

今年51岁的刘阿姨身高160cm，体重65.4kg。在一些人看来，这个体型很"完美"，甚至有人说她"微微胖"有福相。虽然看上去不是特别胖，但她的脂肪集中在腰部，腰围竟然有95cm，超过女性健康腰围标准整整10cm！标标准准的向心性肥胖。更让我们担心的是她的饮食情况——刘阿姨家里平时主食以面食为主，如面条、饺子、馒头等；此外，像油赞子（即小麻花，宁波当地特产）、面包、饼干、糕点等零食，基本上是每日不离嘴。同时因为要天天做饭和照顾一大家子的人，她也没有什么机会和时间去运动锻炼。

根据刘阿姨的情况，营养师给她制定了低嘌呤、优质蛋白、高纤维和适量碳水和脂肪的饮食方案。刘阿姨自己也暗下决心，一定要努力减到理想体重，尤其是要把腰围减小些。她说，希望自己能有个健康的身体，这样才能有更多的时间来陪伴家人。

之后，刘阿姨开始按照我们给她制订的饮食方案做出改变，鼓励摄入新鲜蔬菜、低脂奶和各种粗杂粮，多喝白开水，适量吃各种肉类和豆制品，少量吃贝壳类和虾，避免吃动物内脏、浓肉汤，尤其是含糖饮料。同时把零食慢慢减量，并坚持向营养师汇报每天的饮食情况。一开始刘阿姨自己做饭，能够很好地控制每日的摄入量，并在做饭时少油少盐，尽量做到清淡。但后来由于搬家，刘阿姨差不多有半个月以吃外卖为主，饮食的选择很随意，有什么吃什么，三餐时间也不甚规律。

一个月后，刘阿姨来复查，发现体重下降并不多，但是腰围减小了3cm。可是她很着急："为什么听说别人减重一个月能减十几斤，我的体重怎么就下不来呢？"我耐心地跟她解释了减重与减脂的区别，告诉她基数不同的人减重速度是不同的，减重不能急于求成，速度太快反而损害身体健康，最重要的是改善生活方式，并对她目前饮食上还存在的一些问题进行了详细讲解。比如适当控制"隐形的"油、盐、糖的摄入，如调味料中的蚝油、酱料、味精，开胃小菜、各种点心和勾芡时使用的淀粉等。大饼、面条、馒头虽说是刘阿姨的最爱，我叮嘱她千万不要每餐只是吃纯淀粉类食物，要注意合理的饮食搭配，吃面食时最好搭配足够的新鲜蔬菜和适量的蛋白质类食物，并且如果能将白面粉换成全麦粉就更好了。这次刘阿姨的女儿也下定决心，说要陪妈妈一起准备一日三餐，同时监督她养成健康的饮食习惯。

第二个月一开始，刘阿姨特别渴望吃精细的面食，但是有女儿的监督和我们对她进行的精制碳水相关知识科普，以及个性化的指导干预，这种欲望慢慢地不那么强烈了，刘阿姨的体重也随之逐渐下降。她很奇怪：明明吃的总量和原来差不多，为什么体重下降了呢？

"精白米面能量不低，且消化吸收速度较快，容易使血糖短时间内快速上升，而且还不扛饿，这样既不利于血糖控制，也不利于减重。选择膳食纤维更多的粗粮和叶类蔬菜能够减缓血糖波动，饱腹感更强，也保留了更多的微量元素。再加上合理的膳食结构配比，减掉体重当然是水到渠成。"

现在，刘阿姨的体重长期稳定在 59kg，"三高"明显好转，尿酸也恢复到了正常范围，尤其是尿蛋白明显减少，说明肾脏受累好转。看到自己的变化，她非常高兴和满意："没想到只是改变了一下饮食，就达到了吃药的效果，这说明保持健康的生活方式是多么的重要。"这让她也更加坚定了维持健康体重的信心。她主动跟我说："励医生，我现在每天都带孙子出去溜弯当锻炼身体，等他大一点了，我就可以抽空跳跳有氧操、广场舞，让自己的体脂再降一降。人更有精神，不给子女增添负担，让自己真正成为有福相的妈妈。"

二、精准减重，助力高考

2022 年 4 月底的时候，身高 191cm、体重 76.5kg 的小齐同学在父亲的陪同下来到我的门诊。父子俩的出现引起了不少人的注目，小齐那清瘦而高挑的身材日常走在人群中都已非常惹眼，更何况是在肥胖门诊。难道他也需要减重？

原来，小齐同学今年高三，正在备考今年的体育单招考试，而他所参加的项目，对体重有着严格的限制，体重的达标与否将直接影响到他的体育考试成绩。此时距离专项考试仅剩不到 2 个月的时间，而他必须要再降下来 4kg 的体重。因此，他找到我们团队寻求帮助。

运动员的控体重区别于普通人。根据项目的不同，采取的方法也大不相同。同时，因为需要规避各种可能涉及的兴奋剂问题，因此即使对专业的运动队来说，控体重也是一大难题。小齐的报考项目对爆发力和耐力都有一定的要求，在这么短的时间内，既要保证他的日常训练和运动成绩不受影响，又要达到 4kg 减重的目标以顺利参加单招考试，这对我们来说也是全新的挑战。

体成分和内脏脂肪检测的报告显示，小齐的体脂率是 9.3%，内脏脂肪面积 28.1cm^2。我们经过讨论认为，这两个数值虽然已经在较低水平，但是仍有一定的下降空间，针对他的个性化方案，就要在这些本就不多的脂肪上做文章。首次的会诊，营养师们在饮食上给出了"用粗粮代替精白米面，同时增加一定蛋白质"的方案。但是一段时间后，他反应有"早餐吃不下，同时训练后疲惫感明显难以恢复"的现象。好在团队中的运动师之前有在专业运动队工作的经历，于是她针对这一情况，参考了小齐家中现有的运动补剂的种类，进一步调整了方案：把三餐食物的量适当减少，再根据每天运动量的变化，在训练的前、中、后机动性增加肌酸、乳清蛋白、谷氨酰胺等这些帮助肌肉合成、促进身体恢复的专业运动补剂。

在体重基本达标，进入维持期后，我们适当放松了对食物种类的限制。比如当时正值小龙虾上市，于是清蒸小龙虾就会偶尔出现在他的晚餐中，让他也能吃到自己喜欢的食物，控制体重就不会是一件非常痛苦难熬的事。

备考的最后几天，他去到考场提前适应环境，当地高温高湿的气候一度使他的体重下降到不到 71kg。结合这样的情况，同时也出于考前需要增加身体糖储备的考虑，我们在饮食中提高了碳水化合物的比例。有时训练后体重丢失明显时，高糖水果也会成为我们推荐的一种饮食选择。

减重期间，小齐每隔 7～10 天就会来进行一次体成分检测，以确保他的减重一直在合理有效的范围内进行，也方便营养师和运动师及时对他的方案做出调整。最终经过努力，他的体重成功达标！体成分方面，体脂率一度被控制在 4% 左右，内脏脂肪面积仅有 $5cm^2$，而肌肉还增加了 0.4kg，也就是说，他在这期间减少的几乎全是脂肪。与此同时，他的运动成绩不但没有受到影响，反而还有了小幅的进步，在多次考前测试中都取得了接近满分的成绩。

8 月 30 日，喜报传来，小齐同学以专项成绩满分，总成绩第一的优势成功被一所北京的体育知名学府录取。通知书到手，他第一时间与我们分享了这份喜悦。

最后，需要特别强调的是，减重方案个性化差异巨大，本案例中采用的方案是在专业的指导和监测下进行的短期减重，不适用于普通人进行长期减重，以免对身体造成伤害。脂肪对人体来说并不是一无是处，适当的体脂率是维持基本生命活动的必须要素，长期的极低体脂率甚至会危害身体健康！在考试过后，小齐同学也已恢复正常饮食，进入了体重恢复阶段。

三、半年减掉 25kg，半马跑出 2.5h，他是怎么做到的

"我虽然不是减重最多的，却是减重效率最高的。如果说秘诀，我觉得重塑自己的人生目标是减重成功的关键。一个人减重是健康，一家人健康才是幸福。当我获得健康时，家人和朋友也会在我的影响下，立志追求健康而又幸福的生活。"

——减重俱乐部组员自述

医生一句话，点醒梦中人。让我们一起看看他的故事：

我上学时其实是一个体型偏瘦的人，179cm的个儿，体重也就68kg。1998年参加工作，2001年我成立了自己的公司，因为从事企业管理咨询和培训工作，免不了和客户打交道，所以应酬很多，晚上经常在外面吃饭、喝酒。自己也喜欢尝鲜，基本社会上流行吃什么，我都会去尝试一下，几年下来体重就达到了80kg。2005年我结婚了，"幸福肥"使我的体重升到90kg。另外，工作后抽烟成为我减轻压力的主要方式。最多的时候达到白天两包，晚上还要抽两包。我记得特别清楚的是，有时烟抽完了，有着20年烟龄的我甚至会在回家的路上向出租车司机讨根烟抽，大家都是烟民并且总能聊得很投机，所以从没被拒绝过。终于有一天，我发现抽烟不仅对健康不利，而且还影响和限制了个人的一些日常社会行为，比如无法高效地参加一场3小时的高强度考试。想明白这些，于是在2015年12月，我彻底把烟戒了。可戒烟后，体重一路飙升，没多久就到了105kg。

2018年7月我去东北出差，当地人非常热情，每天都吃得不错，尤其以肉为主。回家后发现，我又胖了3kg，BMI到了32.8kg/m²。那时正好赶上公司体检，体检完我一看化验单就蒙了：重度脂肪肝，糖耐量减低，血压120/90mmHg，颈动脉内膜增厚，几乎所有血脂的箭头都异常向上。这些年来，我对体重一直不是很在意，家里连体重秤也没有，但这次体检的结果终于让我意识到，由于体型肥胖，自己身上原来有那么多的问题。

于是，我找到励医生，励医生让我再做一个睡眠呼吸监测，就是背个仪器回家睡一晚。第二天，医生根据仪器的记录经过，给我诊断为重度睡眠呼吸暂停综合征，俗称"鼾症"。仔细一想，我发现这个毛病其实老早就有，老婆被吵得半夜睡不着，还曾因此抱怨过，有时甚至跑到隔壁房间去睡。

我一直以为我这个年龄的人距离疾病非常遥远。可突然有一天，当你得知自己的生理年龄比实际年龄大很多，看到医生表情严肃地说"如果肥胖再继续发展，你会出现很多疾病，比如糖尿病、高血压"时，你会意识到问题真的很严重。这个时候，我在励医生帮助下对自己的身份进行了一次重新评估，从原来一直认为自己是一个正常人，重新定义自己其实是一个病人。病人就需要治疗，此时我才下定决心一定要把体重减下来！正好这家医院有个减重俱乐部，我就加入进来，和其他队友组成了一个小组。

3 个月后重度脂肪肝成功"摘帽"

随后，俱乐部的多学科专家和我们一一进行交流。记得心理医生问我减重的目的和决心，我当时根本没想减重，只想治好脂肪肝，回归健康。后来才知道，他是在评估我是否适合参加减重俱乐部。如果发现心理障碍，他们会针对性地进行心理疏导。

其实，减重与人生目标密不可分。你想要成为什么样的人，或者不想成为什么样的人，决定了你减重的决心。我常对励医生说，一个人减重是健康，一家人健康才是幸福。当我通过减重获得健康时，一个活生生的励志标杆就会很自然地影响到家人、朋友以及身边的人，他们也会积极追求健康幸福的生活。减重不是单纯意义的减重，而是引导你形成健康的生活习惯。我以前去超市从不买素食，喜欢吃什么就买什么。现在不同了，我会想想这个食品是不是健康，能量高不高，然后再决定买不买。

俱乐部的团队很和谐，让我们感到很亲切。多学科干预团队离你很近，让你能接触到、感受到他们给你的支持的力量。团队中有位骨科医生，是运动医学博士。我之前从没听过运动医学这个概念，于是第二天就去买了本运动医学的教科书，仔细研究运动减重的理论以及其他有关运动医学的知识。因为工作性质的缘故，我喜欢批判性思维。比如减重，为什么他们这么说？我要自己搞明白理论。没有质疑，才会有超强的执行力。这点其实挺重要的。如果别人告诉你要怎么做，你没有搞明白原因就做了，中途出现质疑时很可能会放弃。当你真正理解了减重的理论基础，坚持下来就不那么难了。

这个团队最厉害的地方是对我们的每餐饮食进行评估。所有人每天定时把当天饮食清单发到减重小组微信群里，团队里的营养师会告诉我们哪些东西吃得不当，并从营养学的角度来解释为什么。记得我曾经有一餐吃了肉末茄子，营养师说不建议减重的人吃肉末茄子，因为在烧茄子时需要用很多油，而且茄子特别吸油，对减重不利，可以选择清蒸茄子，加少许调料。另外，营养师会为我们的一日三餐规划建议一些既有饱腹感，又能获得最佳摄入量的饮食方案。这样细致的知识普及和指导会持续 21 天，21 天后基本会形成新的良好习惯。现在的我已经不喜欢油炸食物，出去吃饭也会吃比较清淡的食物。我也会影响身边的朋友，每每看到"胖子"朋友就会和他讲，如果再不控制体重，将来就会出现什么样的"恶果"。通过运动、饮食控制等手段，我的脂肪肝在减重的第 3 个月就"摘帽"了。

从减脂到增肌，运动还一个健康的我

为了减重，我买了很多健身器械，还在办公室开辟了一个健身房，跑步机、动感单车、哑铃、瑜伽垫、甩脂机，应有尽有。可跑步机几乎没动过，我上去就不太想跑，感觉很枯燥，难以坚持下去。反倒是动感单车挺好玩，我装上无线音箱，将教练的视频在投影上一放，跟着他的节奏骑，效果非常好。现在，我更喜欢户外运动。

运动医学专家给我们介绍了最佳燃脂心率，计算方式是（220 - 年龄）× 0.6，我的最佳燃脂心率是 107 次 /min，现在市面上的运动手环可以自动显示心率。刚减重时，我这样大的体重根本就不能跑步，只能游泳、骑车和快走等。减重两个月后才可以慢慢跑，稍微加点速度（6~8km/min）跑不到 200m 小腿就开始抽筋。大约半年后，我参加了浙江奉化的马拉松比赛，用 2h24min 跑完了半程马拉松，那时我的体重已减了大概 25kg。当减到一定程度，BMI 已达到健康状态时，我就开始增强运动强度，并借此增加肌肉力量，逐渐从减脂向增肌过渡。

减重是一个自我管理的过程

其实有个自我管理的理论模型对减重也适用，即改变现状 - 行为 - 能力 - 知识 - 身份 - 意识，每个环节一环套一环。

具体说来，如果你可以正确地意识到某件事情的正面发展能给你带来的好处以及负面发展所带来的风险，那么一切的困难都不再是问题。如果对现状不满意，就去改变你的行为，要想改变你的行为，首先要改变你的能力，包括硬件和软件。硬件是指你是否具备可以执行一些减重运动计划的体能方面的能力，而软件是你的学习能力。是否有能力知道如何跑步才是最高效的，并对其加以运用，你需要改变知识结构，了解如何吃是科学的，如何运动才是高效的。

继而，要想改变你的能力，就要改变你的知识。一方面，如果你的体能不够，就需要获得如何改善体能的科学知识，盲目训练可能会适得其反；另一方面，如果是因为知识储备不够导致的能力不足，则需要有针对性地增强你的知识储备，例如学习如何进行科学的运动和学习饮食管理知识。只有科学知识才能帮助你轻松地获得你想要的能力，否则可能事倍功半。

想要改变知识，就需要改变身份。不同的身份需要不同的知识结构进行支撑。例如，一个肥胖者须必备的知识是什么？只有清楚地识别自己的身份，才知道自己需要怎样的知识来支撑现在的自己。你的目标是成为健康的人，就要有动力去学习有关健康的知识。

坚持不下来？或许你需要梳理你的意识，要清楚地意识到不减重会产生什么后果，成功的减重会获得哪些收益。对于每一位胖友来说，只有正确地意识到健康的重要性，才会重新定位自己的身份；只有确定了自己的身份才能明确自己应具备什么样的知识；只有具备了相应的知识才可能改变你的能力；只有具备了足够的能力才能去改变你的行为；只有改变了你的行为才能改变现在的你，成为一个健康的人。

一个成功减重的人，减掉的是一身肥肉，养成的是科学和健康的生活方式，收获的是全家人的幸福生活。

四、我们终将破茧成蝶

> 在加入"减重俱乐部"并遵循医生指导后，我成功甩掉12kg
> 肥肉，亦如努力挣扎着即将破茧而出的蝶。
>
> ——减重俱乐部组员自述

我可以说是一个从小胖到大的女孩。儿时我就嗜好甜食且不爱运动，再加上遗传了来自我爸的强大基因，体态一直可谓是"憨态可掬"。从记事起，我的周围就一直萦绕着诸如"这孩子长相挺有福气""白白胖胖的挺可爱""放到唐朝肯定是个大美女"之类委婉的漂亮话,自然也少不了被恶意的嘲笑和侮辱中伤。肥胖一直困扰着我,它对我的身心健康都造成了巨大的危害。随着年龄增长,学业上的压力导致本就超重的我有了"过劳肥",我愈发感受到肥胖已严重影响了我的日常生活:学习时无法集中注意力,胸口闷痛喘不上来气,心情焦躁,上楼时头晕目眩等。而作为一个天性爱美且要强的女生,我迫切需要一些专业指导来使自己做出改变。

于是,在一位朋友的推荐下,我和父母一同来到医院的肥胖门诊就诊。在候诊时,有几位医生正为患者们测量体温和血压,与此同时,还向我们分发着精心制作的宣传册,内容涵盖了肥胖的诱因及其带来的危害,以及部分减重成功的"过来人"分享的心得与经验。我注意到那些减重成功的人有不少提及"胖胖俱乐部"对其产生的正向影响,因此对此产生了浓厚的兴趣,一旁的医生便向我们详细介绍了减重俱乐部的情况。但一股子惧意却在我心中挥之不去:面对治疗成果如此显著的医学团队,我能不能经受得住这雷厉风行的治疗方式呢?

等我被叫到号,怀着忐忑不安的心情坐在诊桌前时,几乎一下子就理解了为什么大家都管这位医生叫一声"励老师"——她翻阅病历时下意识扶住眼镜,用水笔点着一项项指标,微微调整扩音机的麦克风时的模样,简直就是位一丝不苟的班主任!正当我走神时,励老师轻轻拍了拍我的肩膀,有些嗔怪地问道:"你怎么现在才来啊?"不同于为人师的严厉,她的语气充满关心和担忧,"你这个指标已经是糖前(糖尿病前期)了,年纪还这么小,以后的健康可怎么办呀。"此刻我决定放下所有害怕,认真配合励老师的询问。她将我的检查报告中有问题的地方一个个圈画出来,以通俗易懂的方式告诉我们可能存在的病症，悉心讲解，直到我们一家都能听懂。当我爸爸就诊时，励老师还是不厌其烦，将所有需要注意的事项反复强调。最终，我们父女俩一致决定加入"胖胖俱乐部"，互相督促。

在告别励老师后，我们按照她的嘱咐找到了隔壁诊室的营养师——小金医生。小金医生依据我的检查报告为我制订了一份饮食指导，大到须怎样忌口，小到应在什么时间进餐，都非常详尽。我原以为减重就得不吃肉，以运动为主，这于我而言简直是酷刑，但没想到饮食在减重方案中占据了主导地位。

小金医生告诉我们，合理健康的饮食结构将会起到80%的作用，剩下的20%是运动。不仅如此，一味吃素菜而不吃荤菜是错误的，正确的方式是荤素搭配，保证维生素和蛋白质的摄入量。最重要的是改变主食，以全谷物、杂粮、杂豆或代餐棒代替白米、白面之类的精细粮，并且每天至少喝2L左右的水，加快新陈代谢。诚如小金医生所说："这不能吃那不能喝地减重或许瘦得快，但身体吃不消。我们可以开心地减重，可能不会像想象中的'3天瘦10斤'减得那么快，但养成可持续的健康生活方式，日后不容易反弹。"小金医生随后建立了一个微信群，并将群名修改为我的初始体重和计划开始时间，告诉我们每天须上传我的体重数据和三餐照片进行打卡，她将会持续关注并适当进行调整。

在开始减重后的第一个月，我并没有对餐食感到难以忍受，体重也一点一点往下掉，偶尔会出现瓶颈期，但仍能突破。不过，我确实也遇到了不少难题：嗜甜食和水果如命的我因为"糖前"不得不忍痛割爱；好不容易同亲朋好友聚餐，因诸多忌口而被迫眼馋；二甲双胍的药物反应让我一天光顾着跑厕所；当初信誓旦旦地说着能一天吃两次的代餐棒没过几天就变得难以下咽……但万幸的是，我身边总存在着用实际行动告诉我——你在减重路上绝不是孑然一身的人们。妈妈用尽浑身解数将我食谱"白名单"里不算丰富的食材以少盐少油的方式烹饪成各色美食；和我一起减重的老爸会在酒桌另一侧眨着眼睛暗示我他也不吃"违禁品"；在平台上提出的诸多疑问很快就得到了励老师的回复，并给出解决方法；小金医生日日准时对打卡进行评价，同时为我们科普了不少有关食物的知识，并且绞尽脑汁让我适应营养棒。那段时间我从未觉得日子难熬过，因为我知道我从来不是一个人。在我吃饭的时候，在我服药的时候，在我跳操的时候，在我称体重的时候，在我经历的每一分每一秒，我身后永远有人在默默地扶持我、陪伴我。

从开始减重到现在，我的三围都较于原先小了不少。这 4 个月，我时时被亲戚惊喜的称赞和欣慰的鼓励包围，恍若整个人浸泡在蜜罐之中——我已经许久没吃过糖了，却也实实在在地感觉到甜蜜的味道。我始终记得再次踏入诊室时小金医生脸上连口罩都藏不住的笑意与自豪，还有励老师揽过我肩膀时对我赞不绝口的情景。我从来不觉得自己是一个可以持之以恒的人，但我坚信他人的陪伴和自身的毅力是成功的霓裳。

愿待到来年"春风拂槛露华浓"之时，我也能像历史上的她一般美丽，且等一句"云想衣裳花想容"。

五、小孔的幸福减重记

还记得小孔来到我的门诊，一进门，他就信誓旦旦地说要开始新一轮减重，这次是听朋友介绍过来的，想了解一下我们的减重俱乐部。他说这次既然下决心减重，就干脆找专业科学的指导，这样也有个保障。

于是，我让他先做了相关的检查，检查结果完全出乎他的意料。小孔说，原来只是觉得自己有点胖，但从来不知道胖已经让自己的身体出现了这么多问题：脂肪肝、肝功能异常、高脂血症、高尿酸血症、高胰岛素血症和糖尿病前期，这一堆的问题让他顿时慌了神。之后的体成分检测，小孔的 BMI 更是达到 $35kg/m^2$，体脂率超过 35%，内脏脂肪严重超标；在心肺耐力测试中，他在跑步机上走了几分钟就大汗淋漓、气喘吁吁。

就这样，小孔加入了我们的减重俱乐部。他希望在多学科团队的帮助下，完成生活方式的改变，减轻体重，最重要的是改善身体健康状况。随后，营养师详细了解了他的饮食情况：平时在食堂就餐或者叫外卖；米饭、面条等精制主食是首选；不时和同事来几顿炸鸡、红烧肉、火锅，配上冰可乐；吃起水果来一次一个西瓜不在话下；由于经常熬夜，不到凌晨不睡觉，所以有的时候还喜欢来顿夜宵烧烤等。调查中还发现，小孔以前也尝试过节食减重，曾经整整一年时间不吃米饭，荤素菜也只吃一点点，体重一度下降了 40kg。但是用他的话说，那段时间过得简直就是"非人"般的生活，水煮白菜和半个苹果往往就解决了一餐，还常常不吃晚餐，饿了就硬扛。但是让他难过的是，有一次他终于忍不住吃了一碗米饭，第二天体重竟然直接飙升。最后，他实在忍受不了这种苦行僧般的日子，恢复了原来的饮食状态，结果体重不仅反弹，而且比原来更重。

营养师告诉小孔，之前靠节食减重，短期内体重确实下降很明显，但是饮食和运动并未科学规划，导致营养摄入不足和代谢失衡，身体处于"饥荒状态"，新陈代谢率降低，肌肉丢失严重，同时还会出现脱发、胃肠道功能紊乱、乏力、免疫力低下和情绪改变等一系列不良反应，甚至出现神经性厌食或神经性贪食以及其他心理问题，这样的减重和获得健康的初衷背道而驰。

根据小孔的情况，营养师首先对他的饮食进行了指导，告诉他饮食规律、营养结构合理是健康减重的基础。运动师也按照他的运动喜好和作息时间，制订了切实可行的运动计划。

开始减重的前 3 个月，是我们建立健康生活方式的黄金习惯养成期。而减重的路上，有专业人员指导，才不会因急功近利而半途而废。这一次，有了多学科团队的帮助，小孔在营养师和运动师的指导下，严格控制总能量，合理搭配饮食，积极锻炼，前 3 周将每天的饮食和运动记录下来，接受营养师和运动师的点评和纠正。

一个月后复查，小孔减重 11.9kg，其中内脏脂肪从 207cm^2 减少到了 144cm^2。"没想到吃得比原来多，而且餐餐鸡腿、牛排、海鲜，体重却一天天稳定下降了"，这是他第一个月复查发出的感慨。不过营养师建议小孔一定要循序渐进，不要过分追求体重下降数值，要把体成分变化和消除过多的内脏脂肪作为标准。减重固然可喜，但是把这个健康的生活方式和工作、生活有机结合并延续终生，才是健康减重的最终目的。

3 个月的体重强化干预期后，小孔的体重从最初的 105.4kg 下降到 80kg，体脂率从 35.8% 下降到 22.3%，血糖和血脂等代谢指标也都恢复到正常范围内。最重要的是，整个过程中他收获了满满的幸福感——不仅身材变好了，运动能力也恢复到年轻时的状态，对自己也更有自信了。已经为人父的他拿出年轻时候的照片，有点害羞地说："现在最大的目标就是重回 20 岁，让孩子看看自己十几年前的好身材。"

体重管理其实是健康生活方式的一部分，真正重要的是通过体重管理获得健康的体魄和养成健康生活的理念，而不是简单的体重数字的变化。把健康的生活方式理念传递给更多人也是俱乐部所衷心希望的。

六、小时候胖不是壮！希望孩子少走弯路

俗话说，不挑食无童年。放眼周围的孩子，或多或少都存在着不同程度的挑食和偏食问题。

小语的妈妈就来到俱乐部咨询孩子的饮食问题。她抱怨孩子太挑食，很多菜都不吃，但就是特别喜欢吃面条、米饭、馒头、年糕等食物。"这个小妞哟，这个不吃那个不吃，给她炒了好多菜，就只吃两口，青春期的孩子，也不好沟通。周末都是在外婆家吃饭，外婆也不忍心小孩饿着，所以就经常给她做炒饭、炒面、炒年糕，买各种零食。这几年体重'蹭蹭'地上涨，比班里的同学胖多了！"

随着物质生活水平的提高，中国式家长对孩子的宠爱就最直接地体现在吃上。追着喂食，大概是中国独有的现象。一方面，家长怕孩子输在"营养起跑线"上，过度喂养，造成孩子摄入量过多。另一方面，家长为了孩子摄入多一些，常常迁就孩子的口味，忽视了营养搭配，导致孩子挑食和偏食的习惯。

第一次见到小语，就被她弯弯的笑眼感染，不过突出的"小肚子"显得极不协调。检查发现，她存在高胰岛素血症和脂肪肝，而且尿酸居然高达 720mmol/L（儿童尿酸水平应不超过 416mmol/L）。经过询问得知，除了挑食和偏食外，小语还有其他许多不健康的饮食

习惯：快餐店的汉堡和炸鸡是她的最爱，饮料当水喝，甜食也是每天不离嘴，还喜欢在晚上睡觉前吃零食。这些其实都是导致她长胖的原因。儿童肥胖不是身体壮，"小胖墩"背后隐藏着的是令人头痛的健康疾患。现在越来越多的儿童因为肥胖患上"老年病"，若不及早进行干预，成年后疾病风险会越来越大。"

看到检查结果，听完我的解释后，小语妈妈明显担心了起来，小语自己也意识到了问题的严重性。母女俩下定决心，决定进行减重，尽快摆脱肥胖。

针对小语挑食的问题，营养师告诉小语妈妈，不妨化有形为无形，让孩子在不知不觉中吃下原本不爱吃的食物。可以将食物切碎、磨泥、打汁或以模型切割等方式改变形状，再加入其他食物一起烹调。还可以和孩子一起动手做饭，让她参与到这个过程中，品尝自己的劳动成果。同时，家长要设立准则：在保证正餐的前提下，才允许吃点心或零食，切不可因加餐而影响正餐。干预初期，小语妈妈每天会和营养师互动，报告小语的饮食情况。逐渐地，小语吃的食物种类比之前丰富多样些。不忙时，小语妈妈会将自己做的饭送到学校，这让其他同学甚是羡慕。每周末，小语还坚持去游泳。

就这么过去了一个月。复查时，原本欣喜于体重变化的小语妈妈，被告知脂肪的变化情况并不那么理想。进一步了解后发现，原来小语有时候还是避免不了零食的诱惑，自己暗地里找外婆加餐。"这可怎么办呢？"小语妈妈焦急地询问。"万事开头难，我们可以循序渐进地改变孩子的饮食习惯。比如，孩子想要吃零食的时候，先不要马上制止，可以跟孩子一起查看食品包装背面的配料表，寻找白砂糖以及其他成分含量，通过了解配料表判断零食是否健康。不健康的零食吃多了会影响长高和加重肥胖，甜食吃多了还会引起蛀牙，这些知识点可以反复给孩子强调。目的是让孩子自己主动远离垃圾食品，有意识地选择健康的零食。另外，尽量让小孩正餐吃好、吃饱，家长也不能太宠着孩子。"小语妈妈逐渐明白，和孩子相处，强硬地制止可能会起到反作用，沟通与陪伴才是正确引导孩子的方式。

一段时间后，小语妈妈在营养师给出的方案和指引下，学会了如何正确地与孩子一起选择食物。小语妈妈说："现在小妞已经意识到哪些食物会让她发胖，还会看能量和脂肪含量，蔬菜也愿意吃了。"小语自己也说："我的肚子变小了，可以穿漂亮的衣服了，运动也没有以前那么费力了。"

之后小语每次来复查，肉眼可见的体型变化也都让我们感到喜悦和欣慰。虽然目前的体重还没有完全达标，但家长和孩子对饮食及运动的重视让我们相信，孩子会在变好、变健康的路上稳步前进！

七、一个小学生的减重之路

原来小孩胖和大人胖不一样。

——减重俱乐部组员自述

从小我就是个胖乎乎的小孩，我姥姥挺喜欢我胖乎乎的样子。小区里的爷爷奶奶们也总说"能吃是福"，喜欢在看见我时捏捏我肉嘟嘟的脸蛋，对我姥姥说："小孩子胖点没事，等长个儿了自然就瘦了！"我也乐在其中。胃口好，吃嘛嘛香，这也导致我一直处于超重的状态。

本来可以一直这样"幸福"地胖下去，没想到 2020 年春节，我们遭遇了新冠病毒感染疫情的侵袭，于是我和同学们一起经历了"史上最长假期"。等到 2020 年 6 月重返校园的时候，不少同学的形象"一落千丈"。有诗云："寒假离校六月回，乡音未改肉成堆。同学相见不相识，笑问胖子你是谁？"这其中也包括我。当时我的身高是 148cm，体重却已经达到了 52.2kg，BMI 有 23.8kg/m^2。妈妈对照了我国儿童 BMI 标准，发现我已属于肥胖。我的肚子圆圆的，仰卧起坐做不了几个就气喘吁吁，以前很轻松的倒立也变得很吃力。妈妈终于按捺不住，向我发起了减重的"最后通牒"。

那我该怎么减呢？妈妈给我报了一个减重俱乐部。在医院内分泌科叔叔阿姨们的帮助下，我开始了减重之路。医生和营养师让我先填写了一个详细的表格，以通过它来了解我的基本情况，包括吃饭、运动等各种生活习惯和爱好，然后给我制定了每日摄入的最大热量值，还给出了很多生活方式建议。这听起来很普通，但是做起来就有意思多了。我们有一个 10 人左右的减重微信群。每天我都会把我吃了些什么记录下来，通过一个软件算出我摄入的总热量值。我们在群里打卡，营养师一一点评。每天我最爱看的就是营养师表扬我吃得好。但是最后也会提出一点改善的建议，第二天我就会更加注意这一点。

通过这个俱乐部，我知道了很多关于减重的知识。这些知识对于我就好像是"窗边的小豆豆"走进了"育学园"。比如，原来我一刻不停地跑步半个小时，实际上消耗掉的可能只是一瓶可乐的热量；再比如，通过公式就可以计算出一个人在减重期每天大概应该摄入的热量。其中有一个最让我震撼的内容，就是原来儿童肥胖和成人肥胖是不一样的。18 岁成人之后，身体内的脂肪细胞数量是恒定不变的，胖瘦的变化只是脂肪细胞大小的变化。而儿童时期的肥胖，会促进脂肪细胞的增加。也就是说，儿童肥胖是脂肪细胞变多了，而成人肥胖是细胞变大了，但细胞数量是不变的。所以肥胖的儿童在成年之后，有更多的脂肪细胞，自然更容易胖。

渐渐地，我发现我变了。吃饭的时候，我觉得米饭有点多，就拨出来一点。我开始注意喝水，上午喝两瓶，下午喝两瓶。我开始注意我的菜是不是够多，是不是菜和肉的比例刚刚好。每隔一段时间，营养师都会提醒我们在群里报体重。开始几次，我的体重没有变化。妈妈和营养师都会鼓励我，并且给我调整饮食方案。大概一个月之后，我的体重开始稳步下降。这样持续了大概两个月，我的体重下降了4.5kg。随之而来的变化是体育成绩的提高。体育课期末考试，我的50m短跑得了满分，800m全班第二。学校运动会上，我参加了4×100m接力，成为班里的主力……这些都是我原来想都没有想过的。五年级下学期，我以《2个月减重5kg，我是这么做到的——一个小学生的减重之路》为题，参加了学校"育英大讲堂"活动，在学校最大的阶梯教室向同学们分享了我的经验，获得了老师和同学们的好评。现在，我马上就要六年级毕业了，我的身高是165cm，体重为57kg。俱乐部的营养师叔叔说，我保持得非常好。我还是会继续健康饮食，坚持健康的生活方式，让自己长得更高，身体更棒！

励医生点评——方法对了，孩子才能减重成功

这位小朋友的故事非常典型，很多孩子都有类似情况。当时通过饮食调查问卷，我们发现了孩子在饮食上存在以下问题，对此我们一一给出了调整意见：

1. 主食过于精细

先前的主食以面条、白米饭、馄饨、各种粥为主，但这些都是精制碳水化合物，消化吸收快，升糖指数高，非常容易饿。对此营养师

建议主食可以选择复杂碳水化合物，例如全谷物、谷薯类或杂豆类食物代替部分白米饭和白面条，少吃白粥、白馒头和白面包。

2. 正餐饮食结构不合理

孩子偏爱主食，但主食吃多了，荤素菜自然就会吃不下。相比于主食和肉类，蔬菜的能量密度更低，因此，多吃蔬菜不仅能使营养素摄入更全面和均衡，还能增加饱腹感，防止能量摄入超标。一个简单的方法是：按照体积比安排每餐食物，深色蔬菜占1/2，肉、蛋、鱼、虾类等蛋白质含量高的食物占1/4，主食占1/4。这样就能保证小朋友既吃饱又吃好。

3. 爱吃零食，不爱喝水

三餐之外，这个孩子也和多数儿童青少年一样喜欢吃零食，不爱喝水爱喝饮料。营养师建议他选择健康的食物作为加餐零食，比如新鲜水果、原味坚果、纯牛奶等，但是也要控制好量，每天吃一"拳"水果，一"把"坚果，不能因为吃零食而影响了正餐。同时鼓励小朋友多喝水，每日饮水量推荐1 200～1 400ml，尽量不喝含糖饮料。

4. 不爱进行体力活动

孩子们平时在学校里有体育课和活动课，再加上课间操，在校期间一般都能保证有1h左右的运动时间。但是由于身体负担重，他对运动并不太感兴趣，常常都是"能坐着就不站着"的状态。对此，运动师鼓励他去找到自己喜欢的运动，尽量保证每天能有60min的活动时间，这对儿童青少年长高和预防近视都有着极大的意义。渐渐地，小朋友的运动习惯也有所改善，男孩子都会在意身高，"多运动就能快快长高"也成了他最大的动力。

八、小学霸"变形记"——从长胖到长高

"我们家儿子长的白白胖胖的,各种营养也都给他跟上了,别人说有助于长身体的办法也都有在试,就是为了能让他长高一点,可是为什么没啥效果?"孩子的身高问题迟迟不见效,儿科医生的一个建议让小胡的父母带着孩子找到了我的门诊。

在学校里,小胡是一名非常优秀的学生,不仅在文化课成绩和艺术方面取得优异成绩,被家长们称为"小学霸",还因为吃饭速度快,吃饭不挑食不偏食,被评选为班里的"光盘侠"。就是这样一个品学兼优的孩子,在我们的初步检查中,成绩却不那么理想。13岁的小胡,153cm的身高,体重已经有66kg,其中肌肉重量为44.3kg,脂肪重量为17.8kg,腰围和臀围则分别达到了91cm和97.5cm。和相同身高的同龄人相比,他的肌肉重量超了2kg,脂肪重量超了10.8kg,而腰围更是整整超了31cm。进一步检测发现,他的脂肪更多地蓄积在内脏器官周围,而这很可能就是小胡身高增长缓慢的主要原因。内脏脂肪过高会对身体造成巨大伤害,对于小胡这样处于生长发育阶段的孩子来说,意味着激素分泌受到影响,这其中就包含了对长高非常重要的激素——生长激素和性激素。此外,肥胖会导致骨成熟过早,骨龄提前。有些肥胖儿童可能当时看起来要比同龄人高,但由于骨骺提前闭合,影响"长个儿"的空间,限制了最终身高,导致到了成年阶段反而看起来比同龄人要矮了。

那么内脏脂肪从何而来呢?在小胡的饮食回顾中发现,学校提供的中餐里,食堂为了能让孩子们吃得多一些,常选择一些过度加工、重油和重盐的食物,比如鸡米花、炸鸡块、炸鸡腿、炸猪排等。这些食物在过度加工过程中营养素大量流失,劣质脂肪则被更多地保留了

下来。这些脂肪无法被代谢掉，就储存在体内导致肥胖。

根据这个情况，营养师为小胡制订了专属的食谱，指导他如何在今后的饮食中做选择。对此，小胡充分体现了自己的学习能力，在充分了解肥胖的危害及减重方法后严格执行食谱，不管是在学校还是在家里吃饭，他都会想办法尽量按照定制的食谱选择食物。功夫不负有心人，经过努力，他第一个月就成功减掉了 4kg，这可是很多大人都达不到的成绩！

减重的过程单一无味，许多大人往往都败给了"坚持"，更何况是孩子。小胡的减重过程中同样伴随着各种大大小小的问题，比如方案执行一段时间后，小胡也会渴望吃一些食谱之外的美食。针对这个情况，营养师也及时做出调整，建议小胡父母在他减重到达一个小目标后，在控制全天能量的前提下奖励他一顿美食。

随着减重效果越来越明显，小胡开始变得自信开心起来。"之前，孩子的性格比较敏感、偏内向。虽然成绩还可以，但这个年龄段的孩子已经开始注重自己的外表和形象了，有时学校里同学之间无心的玩笑话，对他来说心里总是会不舒服的。一点点瘦下来以后，我们明显感觉到他比以前自信了，老师也说他在学校里活跃多了。"对于减重带来的这个"附加效果"，小胡父母的言语中透露着欣喜。

到目前为止，小胡减重 3 个月，成功减掉了 8kg，其中有 5.5kg的脂肪，2kg 的肌肉，效果可谓相当明显。而更重要的是，他长高了！对于这些变化，小学霸谦虚地说他接下来还需要继续努力，希望自己越来越健康。而我们也期待着，不久之后能看到一个更加聪明、优秀和健康的小胡。

在我的门诊，这样的情况不在少数。患者先是带着各种各样的问题来医院的其他科室寻求帮助，而最终却都被介绍到肥胖门诊。那些看似五花八门各不相同的症状，都被我和我的同行们给出了同样的诊疗建议——先减重。肥胖以不同的表现形式危害人的身体健康，就像一个本领高超的伪装者，拥有着千百张令人眼花缭乱的面具，使人看不清它的真面目。

九、走出中年健康困境

谷先生是我的一个老朋友，多年未见，没想到再次遇见却是在我的肥胖门诊。看到他的"将军肚"又大了一圈，我就知道他为何而来了。果然，他拿出了不久之前的体检报告，"三高"、脂肪肝等诊断结果赫然在列。

"想要改善你的情况，说难也不难。首先需要做的就是控制体重，尤其是要把你的肚子减下去，这样就能解决大部分问题了。"我如实对他说。其实在我的门诊，这样的朋友占了相当一部分比重——人到中年，他们作为顶梁柱撑起家庭，负担着社会责任，同时，却也正透支着自己的身体，直到健康亮起红灯。

针对谷先生的情况，营养师团队为他制订了个性化的食谱并进行了详细的讲解。"您只要按照我们的方案去做，并和我们的营养师保持及时沟通，定期复查，相信您一定可以成功减重！"

得到了个性化食谱，还被灌输了减重理念与方法，谷先生离开门诊时显得信心满满，干劲十足。然而，"理想很丰满，现实很骨感"，在刚开始的日子里，谷先生的减重计划其实执行得并不理想。他和绝大多数人一样，并不能完全理解营养师讲的减重原理，特别是对一些颠覆了认知的话，总是将信将疑，还是简单地认为减重就是"少吃"。对于我们给他推荐的每日食物摄入量，他甚至会认为太多了影响减重，而自己暗地里减少。好在我们的营养师认真负责，从他每日上报的体重与饮食中发现了问题，一边安抚他想要快速减重的心情，一边耐心讲解，慢慢地把他一知半解的问题讲清楚。"减重期间要更多地摄取高蛋白、高纤维的食物，这样既能保证人体所需的能量供应，又能保证较强的饱腹感。人不感到饥饿，就不会老是想着吃东西了。""合理的能量摄入可以保证我们的减重过程更健康，减去的体重更多的是脂肪而不是肌肉和水分。""减重期间，能量处于负平衡状态，这个时候我们可以配合服用一些复合维生素，补充一些微量元素。""如果平时食堂的饮食荤素菜无法保证质量，我们可以自己常备一些小黄瓜、小番茄、即食鸡胸肉等在身边。"观念的转变往往比方法的掌握更重要，谷先生在逐渐接受减重理念的过程中，体重也往标准的方向变化着。

谷先生属于典型的办公室人群，平时久坐少动，并且应酬频繁，喝酒更是不可避免的事。"我也知道老是应酬不好，可是人情世故，有些实在是推不掉啊！"提起这个，谷先生就愁眉苦脸。这个问题其实困惑着许多人，我们的营养师们对此专门总结了一些小技巧。比如在可能的情况下，优先选择红酒而不是白酒，但同时还得注意摄入的量。酒精是单纯能量的食物，100ml 高度白酒就有 334kcal 的能量，相当于 2 碗米饭，需要跑步 33min 才能消耗；100ml 红酒则有 85kcal 的能量，相当于 500g 蔬菜，骑车 12min 才能消耗。在饭局上尽量多说话少喝酒，如果离家近，饭局结束后也可以考虑步行回家，及时消耗当天过多摄入的能量。在进食顺序上，选择先吃蔬菜，它们相对能量低而饱腹感强，然后是鱼虾和肉类，主食则最好放在最后。结合谷先生尿酸高的问题，营养师还建议他"鱼虾类的选择以河鱼、河虾为主，海鲜适量，尽量避免浓肉汤和动物内脏的摄入"。

付出总会得到回报，谷先生的减重效果渐渐显现。更重要的是，通过这段时间的生活方式干预，他的健康理念慢慢形成。再次来复诊的时候，他非常感慨："其实身体健康真的是非常重要啊！我一个同学前段时间就因为脑梗（死）没抢救过来走了，那几天晚上我都没睡好觉，总感觉我要是再和以前一样不注意，是不是有一天这种事也会发生在我身上。"

2个月时间，谷先生的肚子肉眼可见地小了一圈。现在的他早已不满足于血生化指标的改善，他对自己有着更高的要求。"肚子是小了一点，但是我的同事说我看着变老了。励医生，这个有没有办法改善啊？"数据上看，虽然他的体重下降6kg，体脂率却只是从31.7%降到30.1%，减重的比例并不是非常合理，存在一定的肌肉流失。"让我们的运动师给你指导一下吧。饮食你已经做得不错了，接下来就是要配合上运动，才能有更好的效果！"这一次，他不再怀疑，非常开心地听从了运动师的建议。他的减重即将开启新的阶段，我也期待着他能早日完成他的健康目标。

作为一个投身于体重管理的医生，我衷心地希望大家在努力工作之余多关爱自己的身体，重视体检，发现异常及早就医。绝大多数的超重肥胖者，通过合理的体重管理就能"消除"许多检查指标的箭头。如果你没有重视，那等待着你的，可能就是纷至沓来的疾病了。形成健康的生活方式，合理饮食，适度运动，劳逸结合，长期维持健康体重将不会只是一个梦。

后 记

　　2015 年，我带领团队成立了宁波市减重俱乐部，建立了一支包含内分泌科、运动骨科、营养科、心理科、睡眠科、胃肠外科等多学科联合的减重干预团队，持续开展精细化、个体化的综合干预，科学系统地进行健康教育和科普活动。到 2022 年底，我们帮助了近3 000 位胖友，大部分胖友坚持了下来。

　　经多学科专业人员的强化生活方式干预后，胖友们的体重、血压、BMI、腰围、体脂率、空腹血糖、甘油三酯、低密度脂蛋白胆固醇及总胆固醇等指标均下降明显，身体由内而外地呈现出一种健康状态。回归健康的身体反馈也影响到生活工作各个方面：部分组员从需要吃药和打针到停药停针；从诊断为"四高"到成功"摘帽"，不再被疾病所困扰；胖学生不再被同学嘲笑取外号；上班族不再被同事说"油腻男"；曾经的"胖妈妈"可以打扮得漂漂亮亮去学校接孩子；以前因肥胖自卑找不到对象，现在瘦下来的组员大多数都成双成对；一直被伴侣投诉打呼噜的组员，有些可以摘掉呼吸机，有些更是和"呼噜"说再见……组员们的良好反馈，让我们欣慰，更坚定了要把体重管理的工作进行到底的决心。能让胖友们改善健康，不因肥胖而导致代谢性疾病，帮胖友们重获健康生活方式并得以终身坚持，这，就是减重俱乐部的宗旨。

　　更值得一提的是，60 余名尝试许多方式皆无法受孕的女性胖友，辗转来到了宁波市减重俱乐部，经医务人员评估化验与检查结果后，也参与到了多学科干预模式，减重后各项代谢指标接近正常，且成功地自然受孕！所以，减肥并不是一个人的事情，而是关乎减重者的亲人和下一代。俱乐部取得的丰硕成果不仅令胖友们欣喜，也让我们医护人员感到欣慰，同时，我们也在不断改善多学科干预模式，争取将来能造福更多的超重及肥胖人群。

励丽

2023 年元旦

附 录

一、减重营养食谱举例

每日提供能量约 1 200kcal

	早餐	午餐	晚餐	加餐
周一				
	淡豆浆 250ml 紫薯鸡蛋卷(紫薯 70g,鸡蛋 50g,黄瓜 50g,面粉 40g)	荞麦饭(大米 25g,荞麦 30g) 白汁熟鸡丝(鸡肉 25g) 口蘑油菜(油菜 125g,口蘑 20g) 番茄鸡蛋汤(鸡蛋 30g,番茄 60g)	黑米饭(大米 20g,黑米 25g) 白果炒虾仁(虾仁 45g,白果 5g) 茭白炒黑木耳(黑木耳 5g,茭白 50g) 紫菜豆腐汤(豆腐 80g,紫菜 5g)	橙子 200g
周二				
	西葫芦鸡蛋包(鸡蛋白 20g,小麦粉 45g,西葫芦 25g) 燕麦牛奶粥(牛奶 120ml,燕麦片 10g)	糙米饭(大米 25g,糙米 30g) 竹笋牛肉丝(瘦牛肉 45g,竹笋 40g) 手撕包菜 150g 山药老鸭汤(鸭肉 30g,山药 50g)	薏仁饭(大米 20g,薏米 30g) 丝瓜炒毛豆(毛豆 50g,丝瓜 150g) 开胃酸辣汤(冬笋 30g,香菇 30g,木耳 30g,内酯豆腐 30g)	梨 100g 酸奶 120ml
周三				
	麦麸面包(小麦粉 40g,麸皮 15g) 蒸蛋(鸡蛋 50g) 酸奶 150ml	玉米碴饭(大米 45g,玉米粒 20g) 银芽鸡丝(青椒 25g,鸡肉 35g,豆芽 60g) 炒苋菜(苋菜 150g)	黑麦饭(大米 40g,黑麦 20g) 滑溜鱼丁(黑鱼 50g) 清炒荷兰豆(荷兰豆 100g) 菌菇汤(草菇 20g,平菇 20g,金针菇 10g)	杏仁 20g 李子 100g

	早餐	午餐	晚餐	加餐
周四				
	菜肉大馄饨(猪瘦肉 10g, 荠菜 50g, 面粉 60g) 煎鸡蛋 40g	肉沫荞麦面(荞麦面 50g, 猪瘦肉 25g) 凉拌萝卜 100g 菠菜猪肝汤(猪肝 45g, 菠菜 60g)	燕麦米饭(大米 35g, 燕麦片 25g) 清蒸小黄鱼 30g 清炒菜心 75g	腰果 20g
周五				
	牛奶 250ml 鸡蛋面(鸡蛋 50g, 青菜 100g, 面条 50g)	糙米饭(大米 35g, 糙米 20g) 茄汁鸡翅 70g 蒜蓉生菜(生菜 175g) 苦瓜拌洋葱(洋葱头 50g, 苦瓜 70g)	红豆饭(大米 35g, 红豆 20g) 葱油蛏子 100g 炒豇豆 50g 冬瓜海带汤(海带 20g, 冬瓜 50g)	柚子 200g
周六				
	肉丁烧麦(胡萝卜 50g, 猪瘦肉 10g, 面粉 40g) 三丝紫甘蓝(紫甘蓝 50g, 胡萝卜 15g, 甜椒 25g) 淡豆浆 250ml	玉米面窝窝头(面粉 25g, 玉米面 25g) 黄瓜炒鸭柳(鸭肉 35g, 黄瓜 125g) 清炒油麦菜 200g 香菇牛肉汤(香菇 25g, 牛肉 20g)	黑米饭(大米 30g, 黑米 20g) 芹菜炒鳝丝(芹菜茎 80g, 黄鳝 70g) 香拌素三鲜(木耳 20g, 冬笋 75g, 蚕豆 80g)	草莓 80g 酸奶 120ml
周日				
	白萝卜丝牛肉煎饼(面粉 25g, 牛肉 10g, 白萝卜 75g) 纯牛奶 200ml 水煮蛋 50g	莜麦面窝窝头(面粉 35g, 莜麦面 25g) 菜瓜肉片(猪瘦肉 45g, 菜瓜 60g) 炝炒白菜 200g 紫菜蛋汤(鸡蛋 20g, 紫菜 10g)	薏仁饭(大米 40g, 薏苡仁 15g) 家常炖带鱼 35g 清炒空心菜(空心菜 100g) 海米丝瓜汤(丝瓜 60g, 海米 5g)	开心果 20g

	早餐	午餐	晚餐	加餐
周一				
	杂粮煎饼(玉米20g,黑芝麻5g,生菜50g,小麦粉25g,鸡蛋50g) 酸奶150ml	燕麦饭(大米35g,燕麦35g) 猪肉炖豆角(豆角75g,猪瘦肉60g) 香菇菜心(菜心150g,香菇50g)	黑米饭(大米35g,黑米15g) 白灼虾100g 干烧四季豆75g 菠菜豆腐汤(菠菜40g,豆腐50g)	橙子200g 腰果10g
周二				
	荞麦馒头(荞麦粉10g,小麦粉25g) 凉拌海带丝100g 白煮蛋50g 淡豆浆250ml	黑米饭(大米25g,黑米30g) 青椒炒肉丝(青椒150g,豆干35g,猪肉50g) 炝黄花菜50g 冬瓜虾米汤(冬瓜50g,虾米5g)	肉沫荞麦面(荞麦面50g,猪肉50g) 蒜香油麦菜(油麦菜120g,大蒜头3g) 青菜口蘑(口蘑10g,小白菜50g)	苹果150g 核桃20g
周三				
	韭菜鸡蛋煎饼(韭菜35g,鸡蛋40g,小麦粉25g) 拌素三丝(胡萝卜50g,豆腐干50g,莴笋20g) 牛奶200ml	糙米饭(大米25g,糙米25g) 荸荠烧猪肉(荸荠50g,猪肉35g) 炒鸡三丝(鸡肉40g,黑木耳10g,青椒50g,绿豆芽80g) 凉拌莴笋150g	红豆饭(大米45g,红豆10g) 茭白炒虾仁(茭白40g,海虾45g) 炒花菜100g 蔬菜鸡丝汤(鸡肉10g,莼菜5g)	松子20g 香蕉150g
周四				
	高粱馒头(高粱10g,小麦粉20g) 蒸蛋羹(鸡蛋50g) 豆奶200ml	豌豆饭(大米55g,豌豆15g) 葱烧鲫鱼(大葱20g,鲫鱼55g) 白萝卜肉丝(猪肉40g,白萝卜50g)	蒸红薯200g 炒鸡三丝(鸡肉45g,黑木耳5g,青椒50g,绿豆芽50g) 白灼基围虾50g 凉拌秋葵100g	酸奶150ml

早餐	午餐	晚餐	加餐
周五			
莲藕水饺(藕 45g,猪肉 20g,小麦粉 45g) 芝麻酱拌生菜(芝麻酱 5g,生菜 130g) 牛奶 120ml	小米饭(大米 40g,小米 20g) 栗子焖羊肉(栗子 20g,羊肉 30g) 清蒸鲈鱼 120g 蒜蓉空心菜(空心菜 150g) 海带豆腐汤(海带 30g,豆腐 30g)	荞麦面条(荞麦面 50g) 芦笋炒虾仁(芦笋 130g,虾仁 50g) 青椒炒肉(青椒 100g,里脊肉 25g) 金针菇蛋汤(金针菇 55g,鸡蛋 25g)	核桃仁 10g 火龙果 100g
周六			
玉米面馒头(玉米面 20g,小麦粉 25g) 鸡蛋羹 40g 凉拌黄瓜豆腐干(黄瓜 75g,豆腐干 15g) 牛奶 120ml	黑米饭(大米 30g,黑米 30g) 番茄鱼片(青鱼 40g,番茄 100g) 肉丝土豆丝(猪肉 50g,土豆 50g) 雪菜冬瓜汤(冬瓜 120g,雪菜 10g)	玉米碴饭(玉米 20g,大米 25g) 韭黄鸡丝(韭黄 100g,鸡肉 30g) 上汤娃娃菜 150g 爆炒蛤蜊 70g	杏仁 20g 猕猴桃 200g
周日			
糙米小米粥(糙米 10g,小米 15g) 芥菜蛋饼(芥菜 75g,鸡蛋 45g,小麦粉 15g) 豆浆 250ml	红豆饭(大米 40g,红豆 25g) 红烧带鱼(带鱼 100g) 青椒土豆丝(青椒 50g,土豆丝 75g) 白灼菜心 170g 冬瓜海带汤(冬瓜 40g,海带 20g)	糙米饭(大米 35g,糙米 20g) 黑椒牛柳(牛里脊 30g) 西蓝花炒虾仁(西蓝花 60g,虾仁 30g) 平菇青菜(平菇 15g,青菜 100g)	酸奶 120ml 苹果 100g

	早餐	午餐	晚餐	加餐
周一	牛奶 250ml 番茄鸡蛋面条（番茄 100g，面条 75g，鸡蛋 65g）	荞麦米饭（大米 50g，荞麦 25g） 素炒鸡毛菜 150g 菠菜豆腐汤（菠菜 100g，豆腐 80g） 芹菜炒猪肝（芹菜 100g，猪肝 50g）	黑米饭（大米 30g，黑米 25g） 白果炒虾仁（白果 5g，虾仁 30g） 茭白炒黑木耳（茭白 80g，黑木耳 10g） 芹菜拌牛肉（芹菜 80g，牛肉 60g）	银耳羹（枸杞 5g，银耳 20g） 橙子 200g
周二	白菜粉丝包（白菜 75g，粉丝 25g，小麦粉 50g） 白煮蛋 50g 豆浆 250ml	糙米饭（大米 50g，糙米 30g） 竹笋牛肉丝（瘦牛肉 65g，竹笋 50g） 醋溜白菜 150g 山药老鸭汤（山药 40g，鸭肉 50g）	薏仁饭（大米 30g，薏苡仁 30g） 冬瓜虾皮（冬瓜 150g，虾皮 5g） 豌豆苗拌豆腐丝（豌豆苗 80g，豆腐丝 30g） 白切鸡 60g	酸奶 150ml 开心果 20g
周三	鱼片粥（青鱼 25g，大米 50g） 香干拌马兰头（香干 80g，马兰头 100g）	小米饭（大米 40g，小米 40g）家常炒三丁（莴笋 50g，红萝卜 50g，黄瓜 50g） 蟹肉炖豆腐（蟹肉 50g，豆腐 100g）	黑米饭（大米 50g，黑米 25g） 滑熘肉片（胡萝卜 50g，黄瓜 50g，木耳 25g，猪肉 50g） 凉拌菠菜 100g	香蕉 200g
周四	瘦肉粥（猪肉 15g，大米 25g） 大肉包（香菇 20g，猪肉 25g，小麦粉 50g）	糙米饭（大米 50g，糙米 30g） 醋溜白菜 200g 蒜苗炒牛肉（蒜苗 100g，牛肉 75g） 萝卜老鸭汤（白萝卜 100g，鸭肉 50g）	小米饭（大米 40g，小米 30g） 冬瓜虾皮（冬瓜 150g，虾皮 5g） 香浓焖豆角 100g 番茄虾仁（番茄 100g，虾仁 50g）	酸奶 120ml 柚子 200g

早餐	午餐	晚餐	加餐
周五			
麦麸面包(小麦粉65g,麦麸25g) 鹌鹑蛋30g 淡豆浆200ml	玉米碴饭(大米60g,玉米粒20g) 银芽鸡丝(青椒15g,鸡肉60g,黄豆芽50g) 凉拌海带丝150g 紫菜蛋花汤(紫菜5g,鸡蛋50g)	黑米饭(大米50g,黑米20g) 滑溜鱼丁(黑鱼50g) 清炒荷兰豆100g 菌菇汤(草菇35g,平菇35g,金针菇25g)	松子仁10g 草莓200g
周六			
杂粮馒头(薏米面25g,小麦粉25g,玉米面20g) 白煮蛋50g 纯牛奶250ml 小番茄120g	肉末荞麦面(荞麦面85g,猪肉40g) 高汤娃娃菜150g 木耳拌豆腐(木耳25g,豆腐25g) 菠菜猪肝汤(菠菜75g,猪肝35g)	燕麦米饭(燕麦片30g,大米40g) 清蒸小黄鱼80g 虾滑小白菜汤(虾仁20g,小白菜80g) 清炒西蓝花100g	腰果15g
周日			
菜肉包(猪肉10g,油菜40g,小麦粉50g) 茶叶蛋50g 糙米小米粥(糙米20g,小米25g)	高粱饭(高粱米25g,大米40g) 茄汁鸡翅75g 蒜蓉生菜(生菜100g) 茄子烧豆角(茄子80g,豆角80g)	红豆饭(大米45g,红豆25g) 青椒鱿鱼丝(青椒100g,鱿鱼70g) 白灼秋葵100g 海带豆腐汤(海带50g,豆腐30g)	火龙果200g 酸奶150ml

每日提供能量约 1 800kcal

早餐	午餐	晚餐	加餐
周一			
杂粮煎饼(玉米20g,芝麻2g,生菜50g,小麦粉50g,鸡蛋40g) 豆腐干拌黄瓜(黄瓜120g,豆腐干15g) 纯牛奶250ml	燕麦米饭(大米40g,燕麦片45g) 清蒸草鱼80g 猪肉炖豆角(豆角75g,猪肉50g) 干烧笋条150g 虾皮萝卜丝汤(虾皮2g,白萝卜50g)	黑米饭(大米50g,黑米15g) 芙蓉海参60g 鸡丝炒青椒(青椒50g,鸡肉40g) 菠菜豆腐汤(豆腐40g,菠菜50g) 炒青菜200g	橙子200g 松子10g

早餐	午餐	晚餐	加餐
周二			
荞麦馒头(苦荞麦粉20g,小麦粉30g) 香椿拌豆腐(香椿100g,豆腐35g) 白煮蛋50g 牛奶250ml	黑米饭(大米50g,黑米30g) 炒鸭脯(鸭肉35g,洋葱40g,青椒40g) 韭黄炒猪肉丝(猪肉35g,韭黄50g) 冬瓜虾米汤(虾米5g,冬瓜50g)	肉沫荞麦面(荞麦面70g,猪肉20g) 葱拌章鱼60g 蒜香油麦菜(油麦菜120g) 青菜口蘑汤(口蘑10g,小白菜50g)	梨200g 山核桃15g
周三			
韭菜鸡蛋煎饼(小麦粉30g,韭菜35g,鸡蛋70g) 燕麦高粱粥(大米10g,高粱米5g,燕麦10g) 香干拌马兰头(豆腐干45g,马兰头75g)	糙米饭(大米50g,糙米40g) 荸荠烧猪肉(猪肉45g,荸荠50g) 炒鸡三丝(鸡胸脯肉40g,黑木耳干10g,青椒50g,绿豆芽50g) 凉拌莴笋120g 菜花土豆汤(土豆30g,菜花50g)	红豆米饭(大米60g,红豆10g) 青椒炒牛肉(青椒40g,牛肉50g) 茭白炒虾仁(虾仁40g,茭白50g) 上汤娃娃菜120g 莼菜鸡丝汤(鸡肉10g,莼菜5g)	樱桃120g 黑米糕(糯米5g,黑米10g)
周四			
高粱馒头(高粱米20g,小麦粉35g) 白煮蛋60g 牛奶250ml	豌豆米饭(大米70g,豌豆20g) 葱烧鲫鱼(大葱20g,鲫鱼70g) 白萝卜肉丝(猪肉55g,白萝卜50g) 炒苋菜100g 紫菜豆腐汤(豆腐35g,紫菜5g)	荞麦馒头(苦荞麦粉25g,小麦粉45g) 白灼基围虾150g 清炒茄子120g 双豆汤(红豆10g,绿豆10g)	桃130g 无糖酸奶100ml

	早餐	午餐	晚餐	加餐
周五				
	莲藕水饺(藕70g,猪肉20g,小麦粉70g) 芝麻酱拌生菜(生菜125g,芝麻酱3g) 牛奶200ml	黑米饭(大米60g,黑米20g) 栗子焖羊肉(羊肉60g,栗子10g) 洋葱鸭肉(鸭肉50g,洋葱头50g) 蒜蓉空心菜(空心菜150g) 海带豆腐汤(豆腐40g,海带30g)	高粱面面条75g 虾仁烧菠菜(虾仁45g,菠菜50g) 丝瓜炒鸡肉(鸡肉30g,丝瓜50g) 清炒西葫芦120g 金针菇蛋汤(金针菇50g,鸡蛋25g)	火龙果130g 核桃10g
周六				
	菜肉大馄饨(猪肉10g,荠菜75g,小麦粉95g) 嫩煎鸡蛋30g	玉米面窝头(小麦粉45g,玉米面45g) 黄瓜炒鸭柳(鸭肉65g,黄瓜130g) 香拌素三鲜(木耳25g,冬笋75g,蚕豆80g) 清炒油麦菜175g 香菇牛肉汤(牛肉25g,香菇30g)	燕麦饭大米(大米40g,燕麦30g) 爆炒蛤蜊(辣椒50g,蛤蜊100g) 芹菜炒鳝丝(黄鳝100g,芹菜茎75g) 美极杏鲍菇75g 双耳萝卜汤(银耳5g,青萝卜50g,木耳25g)	草莓100g 无糖酸奶100ml
周日				
	糙米小米粥(小米20g,糙米15g) 芥菜蛋饼(小麦粉30g,芥菜70g,鸡蛋50g) 牛奶250ml	红豆饭(大米50g,红豆35g) 红烧鸭块50g 莴笋烧带鱼(莴笋80g,带鱼段60g) 青椒土豆丝(土豆75g,青椒50g) 冬瓜海带汤(海带20g,冬瓜40g)	荞麦糙米饭(大米50g,糙米20g) 黑椒牛柳(牛里脊肉45g) 西蓝花炒虾仁(西蓝花75g,虾仁30g) 平菇青菜汤(平菇15g,小白菜50g)	小番茄100g 酸奶200ml

二、常见食物质量

下列图表中，每份食物都含有 90kcal 的能量，大家可以根据自己每日所需的总能量进行挑选和搭配。

| 主食类（90kcal） |

生重：

苏打饼干	20 克 = 0.4 两
大米，小米，糯米	25 克 = 0.5 两
薏米，高粱米	25 克 = 0.5 两
燕麦片	25 克 = 0.5 两
小麦粉，玉米淀粉	25 克 = 0.5 两
挂面，莜麦面，玉米面	25 克 = 0.5 两
通心粉，粉条，粉丝，米粉（干）	25 克 = 0.5 两
莲子（干）	25 克 = 0.5 两
苦荞麦粉	30 克 = 0.6 两
绿豆，豌豆	30 克 = 0.6 两
烙饼	35 克 = 0.7 两
咸面包	35 克 = 0.7 两
馒头（蒸）	40 克 = 0.8 两
红薯	100 克 = 2 两
马铃薯	125 克 = 2.5 两
鲜玉米（带棒心）	185 克 = 3.7 两

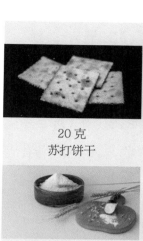

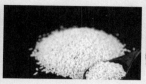

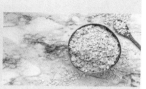

| 20 克
苏打饼干 | 25 克
糯米 | 25 克
燕麦片 |

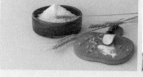

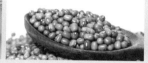

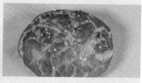

| 25 克
小麦粉 | 30 克
绿豆 | 35 克
咸面包 |

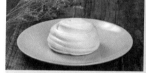

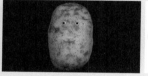

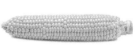

| 40 克
馒头（蒸） | 125 克
马铃薯 | 185 克(带棒心)
鲜玉米 |

附图 2-1　部分主食类能量换算参考（90kcal）

| 肉蛋类（90kcal）|

生重：

猪肉（肥瘦）	25 克 = 0.5 两
咸肉	25 克 = 0.5 两
叉烧肉	30 克 = 0.6 两
酱牛肉	35 克 = 0.7 两
大肉肠	35 克 = 0.7 两

午餐肉	40 克 = 0.8 两
牛肉（肥瘦）	45 克 = 0.9 两
鸭蛋（带壳）	55 克 = 1.1 两
鹌鹑蛋（带壳）	65 克 = 1.3 两
猪肉（瘦）	65 克 = 1.3 两
鸡腿（带骨）	70 克 = 1.4 两
鸡蛋（带壳）	75 克 = 1.5 两
牛肉（瘦）	85 克 = 1.7 两
鸭胸肉	100 克 = 2 两
草鱼，大黄鱼	140 克 = 2.8 两
鲫鱼	150 克 = 3 两
对虾	160 克 = 3.2 两

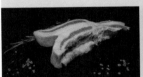

25 克
猪肉（肥瘦）

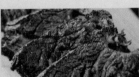

35 克
酱牛肉

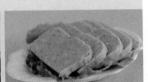

40 克
午餐肉

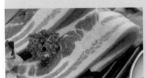

45 克
牛肉（肥瘦）

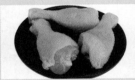

70 克
鸡腿（带骨）

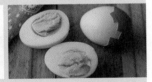

75 克(约 1 个)
鸡蛋（带壳）

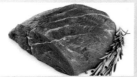 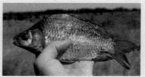 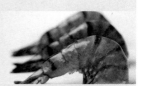

85 克	150 克	160 克
牛肉 (瘦)	鲫鱼	对虾

附图 2-2　部分肉蛋类食物能量换算参考（90kcal）

| 蔬菜类（90kcal）|

生重：

芋头	150 克 = 3 两
山药	200 克 = 4 两
洋葱	250 克 = 5 两
胡萝卜	250 克 = 5 两
茄子	450 克 = 9 两
南瓜	500 克 = 1 斤
圆白菜	500 克 = 1 斤
茼蒿	500 克 = 1 斤
花椰菜	500 克 = 1 斤
西红柿	500 克 = 1 斤
绿豆芽	500 克 = 1 斤
白萝卜	500 克 = 1 斤
水浸海带	500 克 = 1 斤
平菇	500 克 = 1 斤
丝瓜	550 克 = 1.1 斤

空心菜   600 克 = 1.2 斤

生菜，小白菜   750 克 = 1.5 斤

冬瓜   1 000 克 = 2 斤

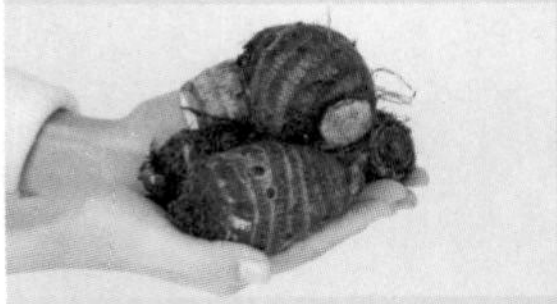

150 克 芋头	200 克 山药	250 克 洋葱
250 克 胡萝卜	500 克 南瓜	500 克 圆白菜
500 克 花椰菜	500 克 绿豆芽	500 克 水浸海带
500 克 平菇	600 克 空心菜	1 000 克 冬瓜

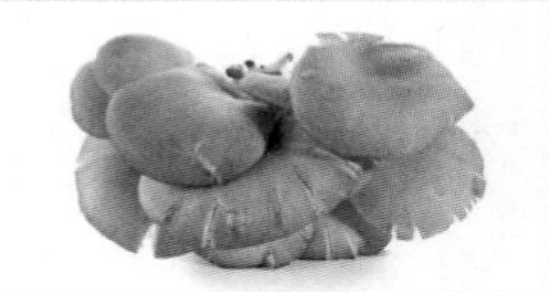

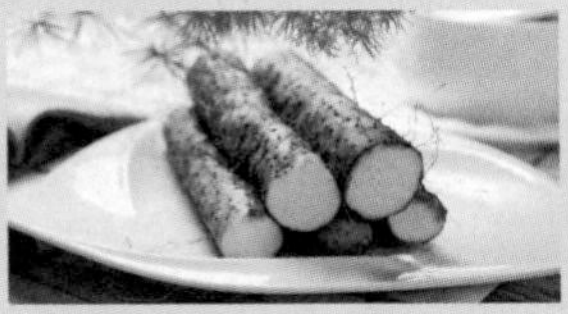

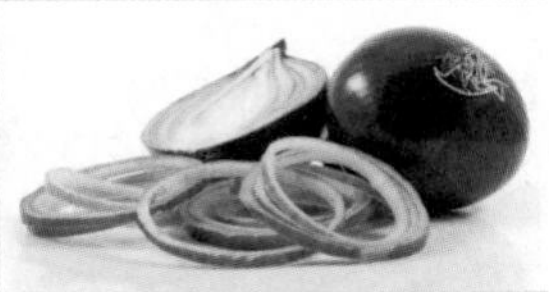

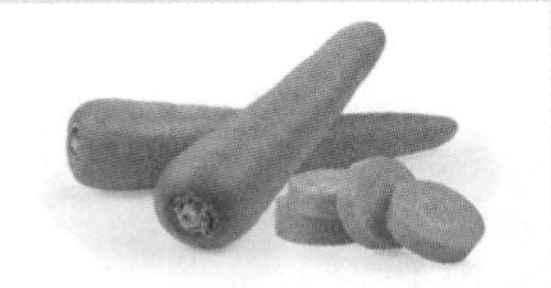

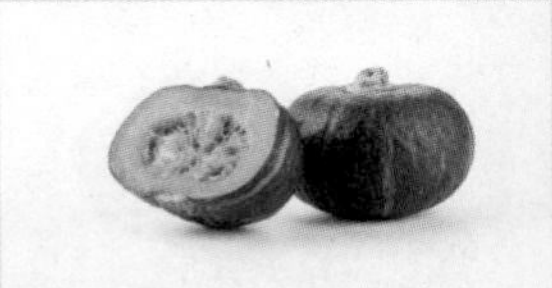

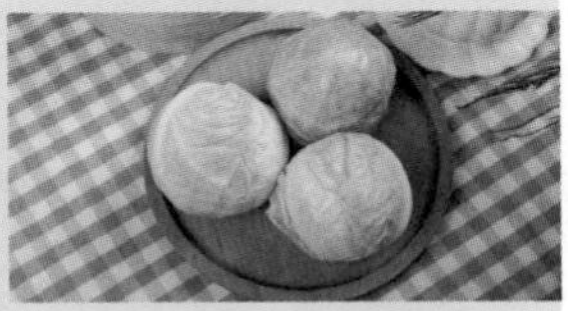

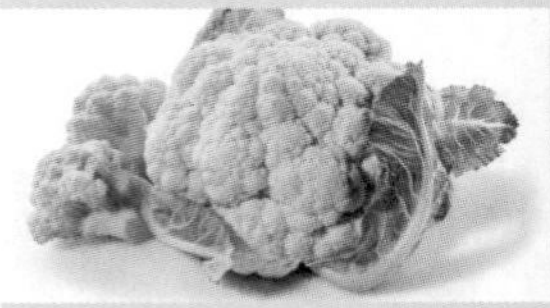

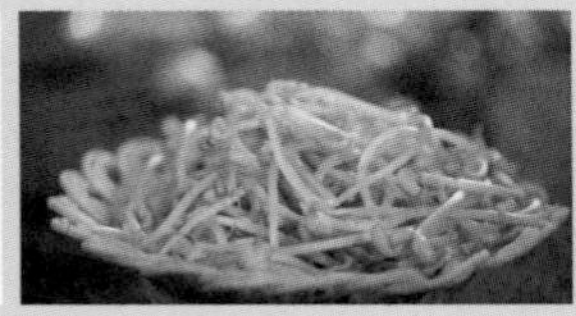

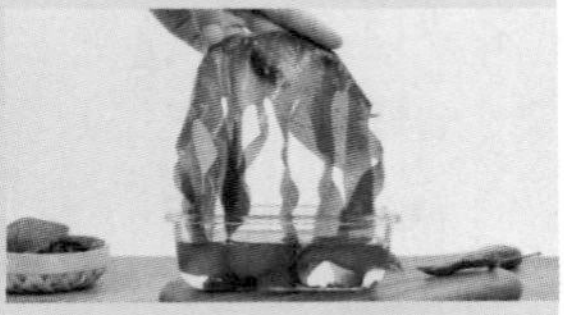

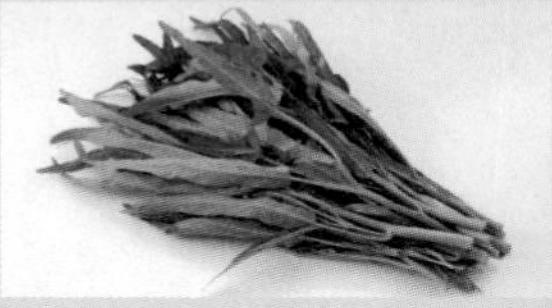

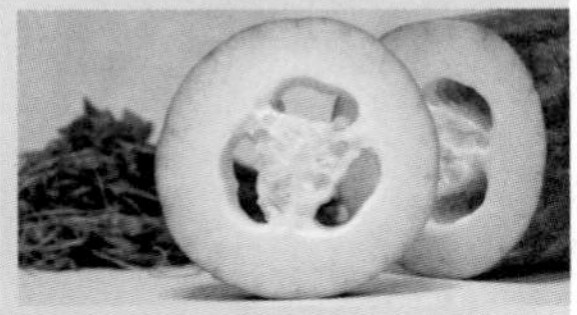

附图 2-3　部分蔬菜类能量换算参考（90kcal）

| 奶类（90kcal）|

奶油	15 克 = 0.3 两
牛乳粉（婴儿奶粉）	20 克 = 0.4 两
奶酪（干酪）	25 克 = 0.5 两
酸奶	125 毫升 = 2.5 两
羊乳（鲜）	150 毫升 = 3 两
牛乳	170 毫升 = 3.4 两
豆奶	300 毫升 = 6 两

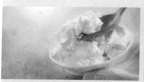
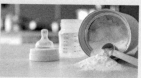
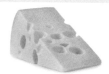

15 克
奶油

20 克
牛乳粉(婴儿奶粉)

25 克
奶酪(干酪)

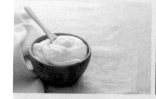
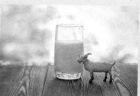
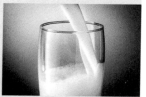

125 毫升
酸奶

150 毫升
羊乳(鲜)

170 毫升
牛乳

附图 2-4　部分奶类食物能量换算参考（90kcal）

| 油脂坚果类（90kcal）|

花生油，豆油，玉米油，菜籽油	10 克 = 0.2 两
芝麻油（香油），色拉油	10 克 = 0.2 两

辣椒油	10 克 = 0.2 两
猪油，牛油，羊油	10 克 = 0.2 两
黄油、	10 克 = 0.2 两
花生仁（炒）	15 克 = 0.3 两
杏仁（去壳）	20 克 = 0.4 两
炒葵花子（带壳）	30 克 = 0.6 两
炒西瓜子（带壳）	35 克 = 0.7 两
炒松子（带壳）	45 克 = 0.9 两

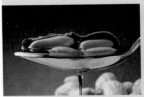
10 克(约 1 平匙)
花生油

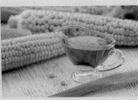
10 克(约 1 平匙)
玉米油

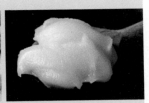
10 克
猪油

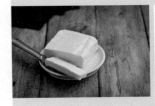
10 克
黄油

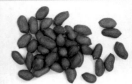
15 克
花生仁(炒)

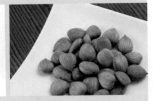
20 克
杏仁(去壳)

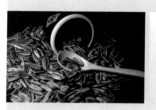 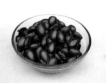 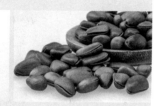

30 克	35 克	45 克
炒葵花子(带壳)	炒西瓜子(带壳)	炒松子(带壳)

附图 2-5　部分油脂坚果类食物能量换算参考（90kcal）

｜ 大豆类（90kcal） ｜

生重：

腐竹（干），豆腐皮（干）	20 克 = 0.4 两
黄豆	25 克 = 0.5 两
油豆腐	35 克 = 0.7 两
千张	35 克 = 0.7 两
豆腐丝	45 克 = 0.9 两
豆腐干	65 克 = 1.3 两
北豆腐	90 克 = 1.8 两
南豆腐	160 克 = 3.2 两
内酯豆腐	180 克 = 3.6 两

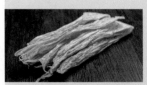
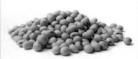
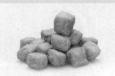

| 20 克 | 25 克 | 35 克 |
| 腐竹（干） | 黄豆 | 油豆腐 |

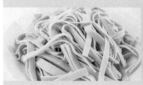
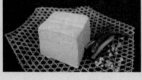
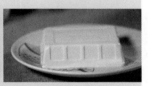

| 35 克 | 90 克 | 180 克 |
| 千张 | 北豆腐 | 内酯豆腐 |

附图 2-6　部分大豆和豆制品类食物热量换算参考（90kcal）

| 水果（90kcal）|

人参果	130 克 = 2.6 两
香蕉（带皮）	170 克 = 3.4 两
荔枝（鲜）	180 克 = 3.6 两
桑葚	180 克 = 3.6 两
猕猴桃	200 克 = 4 两
桃子	220 克 = 4.4 两
苹果	230 克 = 4.6 两
葡萄	250 克 = 5 两
樱桃	250 克 = 5 两
橙子	260 克 = 5.2 两
桔子	280 克 = 5.6 两

草莓	280 克 = 5.6 两
枇杷	370 克 = 7.4 两
梨	380 克 = 7.6 两
西瓜	650 克 = 1.3 斤

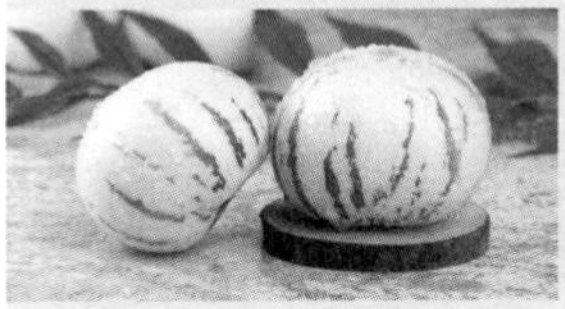

130 克 人参果	170 克 香蕉（带皮）	180 克 荔枝
180 克 桑葚	200 克 猕猴桃	220 克 桃子
250 克 葡萄	260 克 橙子	370 克 枇杷

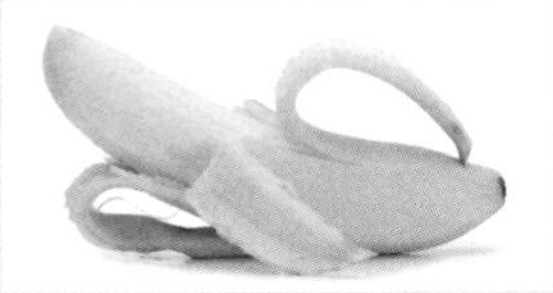

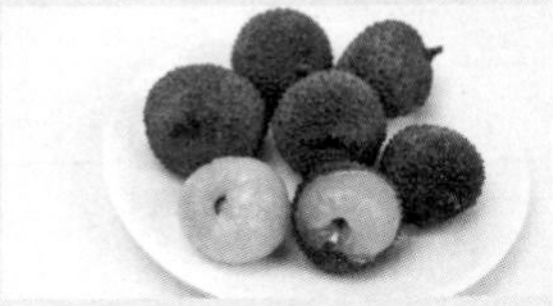

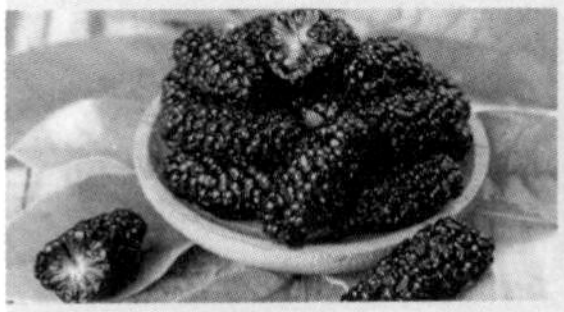

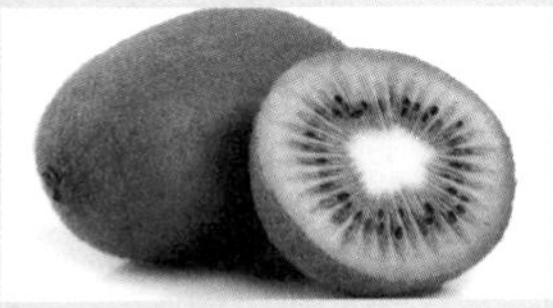

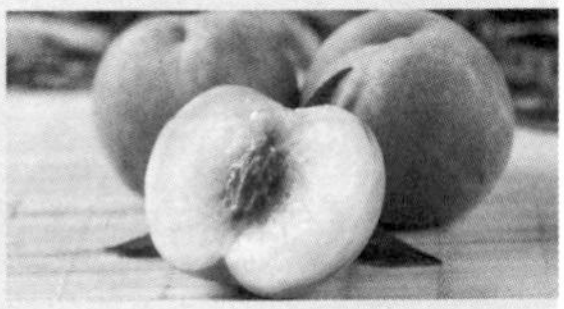

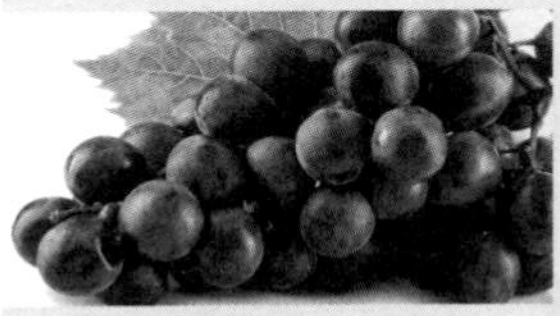

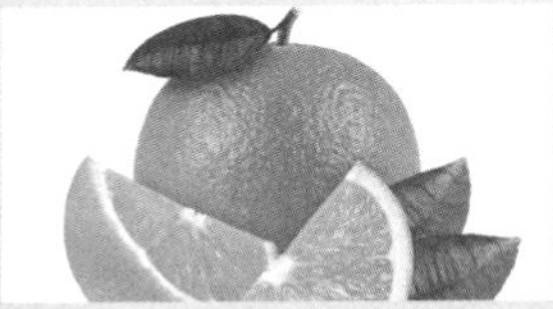

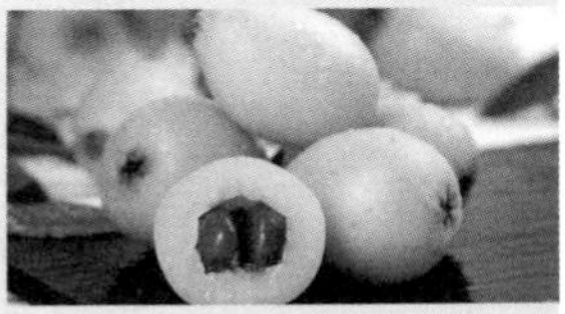

附图 2-7　部分水果类食物热量换算参考（90kcal）

三、常见食物血糖指数

1. 糖类

食品名称	GI 值	食品名称	GI 值
麦芽糖	105	方糖	65
葡萄糖	100	蔗糖	65
绵白糖	84	巧克力	49
胶质软糖	80	乳糖	46
蜂蜜	73	果糖	23

2. 谷类及其制品

食品名称	GI 值	食品名称	GI 值
大米饭(粳米,精米)	90	小米粥	60
馒头(富强粉)	88	荞麦面条	59
糯米饭	87	乌冬面	55
速冻米饭	87	面条(挂面,精制小麦粉)	55
馒头(精制小麦粉)	85	面条(硬质小麦粉,细,煮)	55
馒头(全麦粉)	82	燕麦麸	55
米饼	82	黑米饭	55
烙饼	80	玉米(甜,煮)	55
即食燕麦粥	79	燕麦片粥	55
油条	75	米粉	54
白面包	75	薄煎饼(美式)	52
全麦面包	74	意大利面(精制面粉)	49
大米粥	69	意大利面(全麦)	48

食品名称	GI 值	食品名称	GI 值
饼干(小麦片)	69	玉米饼	46
玉米面(粗粉,煮)	68	面条(小麦粉,硬,扁粗)	46
荞麦面馒头	67	通心面(管状,粗)	45
大麦粉	66	燕麦饭(整粒)	42
大米糯米粥	65	黑米粥	42
印度卷饼	62	面条(白细,煮)	41

3. 薯类及其淀粉制品

食品名称	GI 值	食品名称	GI 值
马铃薯泥(土豆泥)	87	炸薯条	60
马铃薯(烧烤,无油脂)	85	甘薯(山芋)	54
马铃薯(微波炉烤)	82	山药	51
甘薯(红薯,煮)	77	苕粉	35
马铃薯(煮)	66	藕粉	33
马铃薯(蒸)	65	粉丝汤(豌豆)	32
马铃薯片(油炸)	60	马铃薯粉条	13.6

4. 蔬菜类

食品名称	GI 值	食品名称	GI 值
南瓜(倭瓜、番瓜)	75	菜花	15
胡萝卜(金笋)	71	芹菜	15
麝香瓜	65	黄瓜	15
甜菜	64	茄子	15
芋头(芋艿、毛芋)	48	鲜青豆	15
胡萝卜(煮)	39	莴笋(各种类型)	15

食品名称	GI 值	食品名称	GI 值
雪魔芋	17	生菜	15
芦笋	15	青椒	15
菠菜	15	西红柿	15
朝鲜蓟	15	绿菜花	15

5. 水果及其制品

食品名称	GI 值	食品名称	GI 值
西瓜	72	葡萄	43
哈密瓜	70	柑(橘子)	43
菠萝	66	枣	42
杏(罐头,含淡果汁)	64	苹果	36
葡萄干	64	梨	36
桃(罐头,含糖浓度高)	58	杏干	31
芒果	55	桃(罐头,含果汁)	30
芭蕉(甘蕉,板蕉)	53	香蕉(生)	30
香蕉	52	桃	28
猕猴桃	52	柚	25
桃(罐头,含糖浓度低)	52	李子	24
草莓酱(果冻)	49	樱桃	22

6. 乳及乳制品

食品名称	GI 值	食品名称	GI 值
酸奶(加糖)	48	脱脂牛奶	32
酸奶(水果)	41	全脂牛奶	27
老年奶粉	40	降糖奶粉	26
酸奶酪(普通)	36	豆奶	19
牛奶(加糖和巧克力)	34	低脂奶粉	11.9

7. 豆类及其制品

食品名称	GI	食品名称	GI
黄豆挂面(有面粉)	67	鹰嘴豆	33
四季豆(罐头)	52	豆腐(炖)	32
黑豆汤	46	扁豆(绿小)	30
青刀豆(罐头)	45	绿豆	27
小扁豆汤(罐头)	44	四季豆	27
豌豆	42	芸豆	24
鹰嘴豆(罐头)	42	豆腐干	24
青刀豆	39	豆腐(冻)	22
扁豆	38	黄豆(浸泡)	18
四季豆(高压处理)	34	蚕豆(五香)	17
绿豆挂面	33	黄豆(罐头)	14

8. 速食食品

食品名称	GI 值	食品名称	GI 值
棍子面包	90	油酥脆饼干	64
白面包	88	汉堡包	61
大米(即食,煮6min)	87	比萨饼(含乳酪)	60
膨化薄脆饼干	81	酥皮糕点	59
香草华夫饼干	77	燕麦粗粉饼干	55
华夫饼干	76	爆玉米花	55
苏打饼干	72	面包(50% ~ 80%碎小麦粒)	52
小麦饼干	70	荞麦方便面	53
面包(小麦粉,去面筋)	70	面包(黑麦粒)	50
小麦片	69	闲趣饼干	47
面包(全面粉)	69	面包(小麦粉,含水果干)	47

食品名称	GI 值	食品名称	GI 值
面包(小麦粉,高纤维)	68	面包(45% ~ 50% 燕麦麸)	47
面包(黑麦粉)	65	大米(即食,煮 1min)	46
面包(80% 燕麦粒)	65	面包(50% 大麦粒)	46
高纤维黑麦薄脆饼干	65	面包(混合谷物)	45
面包(粗面粉)	64	牛奶香脆饼干	39

9. 饮料类

食品名称	GI 值	食品名称	GI 值
芬达软饮料	68	柚子汁(不加糖)	48
啤酒	66	菠萝汁(不加糖)	46
冰淇淋	61	巴梨汁(罐头)	44
橘子汁	57	苹果汁	41
橙汁(纯果汁)	50	可乐饮料	40
冰淇淋(低脂)	50	水蜜桃汁	33

10. 混合膳食

食品名称	GI 值	食品名称	GI 值
牛肉面	89	馒头 + 酱牛肉	49
米饭 + 红烧猪肉	73	馒头 + 芹菜炒鸡蛋	49
玉米粉加入人造黄油(煮)	69	饼 + 鸡蛋炒木耳	48
米饭,蒜苗炒鸡蛋	68	芹菜猪肉包子	39
馒头 + 黄油	68	硬质小麦粉肉馅馄饨	39
二合面窝头 / 玉米面 + 面粉	65	西红柿汤	38
黑五类粉	58	米饭 + 鱼	37

食品名称	GI 值	食品名称	GI 值
米饭 + 炒蒜苗	58	三鲜饺子	28
米饭 + 芹菜炒猪肉	57	猪肉炖粉条	17

引自：中国疾病预防控制中心营养与健康所. 中国食物成分表（标准版第 6 版第 1 册）. 北京：北京大学医学出版社，2018:323-326.

四、食物成瘾自评量表

耶鲁食物成瘾量表（Yale food addiction scale，YFAS）依据《精神疾病的诊断与统计手册（第四版）》的物质依赖诊断准则来设计，通过自评问卷的形式观察个体的进食行为，并以量化的方式对结果进行评定。YFAS 是目前公认的预测和诊断食物成瘾的测量工具，已得到各国学者的认可和应用。中国学者将其进行了改良，并验证了其在中国范围内使用的有效性。

人们有时很难控制自己对某些食物的摄入量，此量表旨在调查您过去一年的饮食行为，识别那些最有可能表现出对高脂肪 / 高糖食物食用产生依赖的人：

甜食：蛋糕、巧克力、甜甜圈、饼干、糖、甜点、果脯等；

淀粉食物：面包、面食、米饭、米粉制品（如米粉、汤圆、饼等）等；

咸味零食：咸饼干、薯片、椒盐卷饼等；

辣味零食：酸辣鸡爪、鸭脖、辣鱼、麻辣小零食等；

高脂肪食物：鲜肉、腌肉、火腿、汉堡、三明治、香肠、披萨、蛋挞等；

含糖饮料：果汁饮料、可乐、苏打汽水等；

小吃：酸辣粉、麻辣烫、臭豆腐等。

当下列问题问及"某种（类）食物"时，请仔细思考与上面分类列举相类似的食物，或者思考过去一年中让你觉得有所困扰的其他食物，然后对照下面频数，选择符合你情形的数字。

附表 4-1　食物成瘾自评量表

在过去的 12 个月里：	少于每月 1 次	每月 1 次	每月 2～4 次	每周 2～3 次	每周 4 次或以上
1. 当我开始吃某种食物时,到最后我会比计划吃得更多。	0	1	2	3	4
2. 我发现即使不再饥饿,我也想继续吃某种食物。	0	1	2	3	4
3. 我会一直吃,直到撑得不舒服。	0	1	2	3	4
4. 我会因为吃不到某种食物而担心。	0	1	2	3	4
5. 暴饮暴食过后,在很长时间里我都觉得自己反应迟钝,且很疲惫。	0	1	2	3	4
6. 我觉得自己整天都在不断地吃某种食物。	0	1	2	3	4
7. 当某种食物没有后,我会想尽一切办法去获得它。例如即使家中有其他食物可供选择,我也会专门去商店购买。	0	1	2	3	4

在过去的 12 个月里:	少于每月 1 次	每月 1 次	每月 2 ~ 4 次	每周 2 ~ 3 次	每周 4 次或以上
8. 有段时间我频繁或大量地进食某种食物,为此甚至耽误了自己的学习任务,取消了与朋友、家人的约会或一些重要的社会活动。	0	1	2	3	4
9. 当我频繁或大量进食某种食物后,我开始花大量时间处理暴饮暴食之后的负面情绪,为此甚至耽误了自己的学习任务,取消了与朋友、家人的约会或一些重要的社会活动。	0	1	2	3	4
10. 一些活动场合(如同学聚会或社交活动)会提供我喜欢的某种食物,但因为担心自己会暴饮暴食,所以我会避免去参加。	0	1	2	3	4
11. 一些活动场合(如同学聚会或社交活动)会提供我喜欢的某种食物,但因不能吃到,所以我会避免去参加。	0	1	2	3	4
12. 当减少或停止摄入某种食物时,我会表现出戒断症状,如感觉烦乱、焦虑或其他身体不适(不包括减少含咖啡因饮料引起的戒断症状,如苏打饮料、咖啡、茶、能量饮料等)。	0	1	2	3	4

在过去的 12 个月里:	少于每月 1 次	每月 1 次	每月 2～4 次	每周 2～3 次	每周 4 次或以上
13. 吃某种食物可以缓解我的焦虑、烦乱或其他身体不适症状(不包括含咖啡因的食物,如苏打饮料、咖啡、茶、能量饮料等)。	0	1	2	3	4
14. 当减少或停止进食某种食物时,我进食此种食物的欲望和冲动会增强。	0	1	2	3	4
15. 我那些关于食物和饮食的行为让我觉得很苦恼。	0	1	2	3	4
16. 因为食物和饮食造成的困扰已经严重影响我的正常生活(如日常生活、学习、社会活动、家庭生活、健康问题等)。	0	1	2	3	4

在过去的 12 个月里	否	是
17. 我的过量摄食行为已经给我造成了很明显的心理问题,如焦虑,抑郁,自我厌恶,内疚感等。	0	1
18. 我的过量摄食行为已经给我造成了很严重的生理问题或使得症状加剧了,如肥胖,肠胃疾病,进食障碍等。	0	1
19. 尽管过量摄食让我存在着各种生理或心理问题,但我仍保持相同的食物摄取类型和摄取量。	0	1
20. 随着时间的推移,我发现我需要吃越来越多的某类食物才能得到我想要的感觉,如降低负面情绪或增加愉悦感。	0	1
21. 我发现摄取相同量的某种食物并不能像以前一样减少我的负面情绪或增加我的愉悦感。	0	1
22. 我想要减少或停止进食某类食物。	0	1
23. 我开始努力去减少或停止进食某类食物。	0	1
24. 我已经成功减少或已经摆脱对某类食物的依赖。	0	1

25. 在过去的一年内,你有过几次减少或停止进食某种食物的尝试?	1次或没有	2次	3次	4次	5次或以上

YFAS问卷通过了解受试者过去一年的饮食模式,从以下8个方面来评估食物成瘾情况:(1)摄入食物的量或时间较预期过多;(2)一直有意愿戒断但多次努力不成功;(3)花费更多时间或精力;(4)放弃或减少重要的活动;(5)尽管知道不良后果,仍继续食用;(6)耐受性;(7)戒断症状;(8)引起临床意义的损害。前7项用于评估食物成瘾症状,其中任一项如"是"计为1,"否"则计为0,得分累加为症状计数(取值范围0~7分)。该问卷通过两种方法评估食物成瘾:一种是通过症状计数来评估食物成瘾的倾向;另一种是食物成瘾的诊断,即症状计数≥3的同时满足上述第8项。

附表4-2 耶鲁食物成瘾量表评分说明

摄入食物的量或时间较预期过多(1、2、3)	
一直有意愿戒断但多次努力不成功(4、22、24、25)	
花费更多时间或精力(5、6、7)	
放弃或减少重要的活动(8、9、10、11)	
尽管知道不良后果,仍继续食用(19)	
耐受性(20、21)	
戒断症状(12、13、14)	
引起临床意义的损害(15、16)	

注:数字为对应的问题编号。

五、常见体力活动的能量消耗

梅脱（MET），是"代谢当量（metabolic equivalent）"英文缩写的音译。每千克体重，进行 1min 活动，消耗 3.5ml 氧气，其运动强度即为 1MET，即 1MET = 3.5ml/（kg·min）。这个强度相当于健康成年人坐位安静时的代谢水平，稍高于基础代谢水平。任何人进行任何强度的活动时，都可以测出其吸氧量，进一步计算出每分钟每千克体重的吸氧量，即可折合为相应的 MET 值，以表示该活动的强度。

常见的体力活动及运动的 MET 值，详见下列表格。

附表 5-1　常见体力活动的 MET 值

活动方式	MET	活动方式	MET	活动方式	MET	活动方式	MET
坐公交车	1.0	钓鱼	3.0	篮球	6.0	慢跑	7.0
开会	1.5	打扫卫生	3.0	移动家具	6.0	滑雪	7.0
学习	1.8	拖地	3.5	有氧舞蹈	6.5	搬杂物上楼	7.5
做饭	2.0	散步	3.5	竞走	6.5	自行车	8.0
瑜伽	2.5	体操	4.0	划船	7.0	柔软体操	8.0
台球	2.5	田径	4.0	游泳	7.0	足球	8.0
排球(娱乐)	3.0	高尔夫	4.0	滑冰	7.0	跳绳	10.0
保龄球	3.0	羽毛球	4.5	网球	7.0	柔道	10.0

附表 5-2　步行时的 MET 值

坡度 （%）	速度（m/min）					
	45.6	53.6	67.6	80.4	91.2	100.5
0	2.3	2.5	2.9	3.3	3.6	3.9

坡度(%)	速度（m/min）					
	45.6	53.6	67.6	80.4	91.2	100.5
2.5	2.9	3.2	3.8	4.3	4.8	5.2
5.0	3.5	3.9	4.6	5.4	5.9	6.5
7.5	4.1	4.6	5.5	6.4	7.1	7.8
10.0	4.6	5.3	6.3	7.4	8.3	9.1
12.5	5.2	6.0	7.2	8.5	9.5	10.4
15.0	5.8	6.6	8.1	9.5	10.6	11.7
17.5	6.4	7.3	8.9	10.5	11.8	12.9
20.0	7.0	8.0	9.8	11.6	13.0	14.2
22.5	7.6	8.7	10.6	12.6	14.2	15.5
25.0	8.2	9.4	11.5	13.6	15.3	16.8

附表 5-3　跑步时的 MET 值

坡度(%)	速度（m/min）						
	134	161	188	201	214	241	258
0	8.6	10.2	11.7	12.5	13.3	14.8	16.3
2.5	9.5	11.2	12.9	13.8	14.7	16.3	18.0
5.0	10.3	12.3	14.1	15.1	16.1	17.9	19.7
7.5	11.2	13.3	15.3	16.4	17.4	19.4	
10.0	12.0	14.3	16.5	17.7	18.8		
12.5	12.9	15.4	17.7	19.0			
15.0	13.8	16.4	18.9				

附表 5-4　骑脚踏车功率平时的 MET 值

体重 (kg)	功率（W）						
	50	75	100	125	150	175	200
50	5.1	6.6	8.2	9.7	11.3	12.8	14.3
60	4.6	5.9	7.1	8.4	9.7	11.0	12.3
70	4.2	5.3	6.4	7.5	8.6	9.7	10.8
80	3.9	4.9	5.9	6.8	7.8	8.8	9.7
90	3.7	4.6	5.4	6.3	7.1	8.0	8.9
100	3.5	4.3	5.1	5.9	6.6	7.4	8.2

附表 5-5　台阶测试时的 MET 值

台阶高 度（m）	登台阶频率（beats/min）					
	20	22	24	26	28	30
0.102	3.5	3.8	4.0	4.3	4.5	4.8
0.152	4.2	4.6	4.9	5.2	5.5	5.8
0.203	4.9	5.3	5.7	6.1	6.5	6.9
0.254	5.6	6.1	6.5	7.0	7.5	7.9
0.305	6.3	6.8	7.4	7.9	8.4	9.0
0.356	7.0	7.6	8.2	8.8	9.4	10.0
0.406	7.7	8.4	9.0	9.7	10.4	11.1
0.457	8.4	9.1	9.9	10.6	11.4	12.1

引自：王安利．运动医学 [M]．北京：人民体育出版社．2007:433-435.

参考文献

第一篇

1. WHO Consultation on Obesity (1999: Geneva, Switzerland) & World Health Organization. Obesity : preventing and managing the global epidemic : report of a WHO consultation. World Health Organization[EB/OL]. (2012-06-16)[2020-01-27]. https://apps.who.int/iris/handle/10665/42330.

2. World Health Organization. Obesity and overweight[EB/OL]. (2021-06-09)[2021-12-10]. https://www.who.int/news-room/fact-sheets/detail/obesity-and-overweight.

3. 国家卫生健康委. 中国居民营养与慢性疾病状况报告 (2020 年)[M]. 北京：人民卫生出版社 , 2021.

4. 王有发 , 孙明晓 , 杨月欣 , 等 . 中国肥胖预防和控制蓝皮书 [M]. 北京：北京大学医学出版社 , 2019.

5. 中国营养学会肥胖防控分会 , 中国营养学会临床营养分会 , 中华预防医学会行为健康分会 , 等 . 中国居民肥胖防治专家共识 [J]. 中华流行病学杂志 , 2022, 43(5): 609-626.

6. Zhou BF; Cooperative Meta-Analysis Group of the Working Group on Obesity in China. Predictive values of body mass index and waist circumference for risk factors of certain related diseases in Chinese adults--study on optimal cut-off points of body mass index and waist circumference in Chinese adults[J]. Biomed Environ Sci, 2002,15(1):83-96.

7. Bao Y, Lu J, Wang C, et al. Optimal waist circumference cutoffs for abdominal obesity in Chinese[J]. Atherosclerosis, 2008,201(2):378-384.

8. 中华医学会健康管理学分会 . 超重或肥胖人群体重管理专家共识及团体标准 [J]. 中华健康管理学杂志 , 2018,12(3): 200-207.

9. Arnold M, Pandeya N, Byrnes G, et al. Global burden of cancer attributable to high body-mass index in 2012: a population-based study[J]. Lancet Oncol, 2015,16(1):36-46.

10. 中华医学会妇产科学分会内分泌学组及指南专家组 . 多囊卵巢综合征中国诊疗指南 [J]. 中华妇产科杂志 , 2018,53(1):2-6.

11. Arner P. Differences in lipolysis between human subcutaneous and omental adipose tissues[J]. Ann Med, 1995,27(4):435-438.

12. Zheng H, Echave P, Mehta N, Myrskylä M. Life-long body mass index trajectories and mortality in two generations[J]. Ann Epidemiol, 2021,56:18-25.

13. Sniderman AD, Bhopal R, Prabhakaran D, et al. Why might South Asians be so susceptible to central obesity and its atherogenic consequences? The adipose tissue overflow hypothesis[J]. Int J Epidemiol, 2007,36(1):220-225.

14. Caleyachetty R, Barber TM, Mohammed NI, et al. Ethnicity-specific BMI cutoffs for obesity based on type 2 diabetes risk in England: a population-based cohort study[J]. Lancet Diabetes Endocrinol, 2021,9(7):419-426.

15. Felix Teufel, et al. Body-mass index and diabetes risk in 57 low-income and middle-income countries: a cross-sectional study of nationally representative, individual-level data in 685616 adults[J]. Lancet, 2021,398: 238-248.

16. WHO. Physical status: the use and interpretation of anthropometry. Report of a WHO Expert Committee[J]. World Health Organ Tech Rep Ser, 1995,854:1-452.

17. Hugh Waters and Marlon Graf. America's Obesity Crisis: The Health and Economic Costs of Excess Weight[EB/OL]. (2020-09-23)[2021-10-22]. https://milkeninstitute. org/report/americas-obesity-crisis-health-and-economic-costs-excess-weight.

18. 杨建军 , 王兵 , 顾岩 . 重视肥胖与代谢病外科的卫生经济学管理 [J]. 中华肥胖与代谢病电子杂志 , 2015,1(003):150-152.

19. Arnold M, Pandeya N, Byrnes G, et al. Global burden of cancer attributable to high body-mass index in 2012: a population-based study[J]. Lancet Oncol, 2015,16(1):36-46.

20. 中国营养学会 . 中国居民膳食指南（2022）[M]. 北京：人民卫生出版社，2022.

21. Hall KD, Ayuketah A, Brychta R, et al. Ultra-Processed Diets Cause Excess Calorie Intake and Weight Gain: An Inpatient Randomized Controlled Trial of Ad Libitum Food Intake[J]. Cell metabolism, 2019,30(1):226.

22. Hurst Y , Fukuda H . Effects of changes in eating speed on obesity in patients with diabetes: a secondary analysis of longitudinal health check-up data[J]. Bmj Open, 2018, 8(1):019589.

23. Gitanjali M. Singh, Renata Micha, et al. stimated Global, Regional, and National

Disease Burdens Related to Sugar-Sweetened Beverage Consumption in 2010[J]. Circulation, 2015,132:639-666.

第二篇

1. Stunkard AJ, Foch TT, Hrubec Z. A twin study of human obesity[J]. JAMA, 1986,256(1):51-54.

2. Wardle J, Carnell S, Haworth CM, et al. Obesity associated genetic variation in FTO is associated with diminished satiety[J]. J Clin Endocrinol Metab, 2008,93(9):3640-3643.

3. Zhang Y, Proenca R, Maffei M, et al. Positional cloning of the mouse obese gene and its human homologue[J]. Nature, 1994,372(6505):425-432.

4. Endocrinol Ichimura A, Hirasawa A, Poulain-Godefroy O, et al. Dysfunction of lipid sensor GPR120 leads to obesity in both mouse and human[J]. Nature, 2012,483(7389):350-354.

5. Israeli H, Degtjarik O, Fierro F, et al. Structure reveals the activation mechanism of the MC4 receptor to initiate satiation signaling[J]. Science, 2021,372(6544):808-814.

6. Sanjay R. Patel, Atul Malhotra, David P. White, et al. Association between Reduced Sleep and Weight Gain in Women[J]. Am J Epidemiol, 2006, 164(10): 947-954.

7. Carter PJ, Taylor BJ, Williams SM, et al. Longitudinal analysis of sleep in relation to BMI and body fat in children: the FLAME study[J]. BMJ, 2011,342: 2712.

8. 明星，王志红. 国内外关于激素分泌与睡眠较少导致肥胖或超重关系的研究进展 [J]. 护理学报 , 2018,25(18): 45-48.

9. Lauby-Secretan Béatrice, Scoccianti Chiara, Loomis Dana, et al. Body Fatness and Cancer - Viewpoint of the IARC Working Group[J]. N Engl J Med, 2016,375(8): 794-798.

第三篇

1. van Baak MA, Mariman ECM. Dietary Strategies for Weight Loss Maintenance[J]. Nutrients, 2019,11(8):1916.

2. 孙长颢 . 营养与食品卫生学 [M]. 8 版 . 北京：人民卫生出版社 , 2017.

3. 中国医疗保健国际交流促进会营养与代谢管理分会，中国营养学会临床营养分会，中华医学会糖尿病学分会，中华医学会肠外肠内营养学分会，中国医师协会营养医师专业委员会 . 中国超重 / 肥胖医学营养治疗指南（2021）[J]. 中国医学前沿杂志（电子版），2021, 13(11): 1-55.

4. 中国营养学会.《代餐食品》（T/CNSS 002-2019）团体标准 [S]. 2019. https://lcyys.org/notice/2119212012/.

5. 刘超，赵一璟，陈国芳. 代餐饮食在肥胖和超重患者中的应用 [J]. 国际内分泌代谢杂志，2016,36(5):323-326.

6. Paoli A. Ketogenic diet for obesity: friend or foe[J]? Int J Environ Res Public Health, 2014,11(2):2092-2107.

7. 中国营养学会.《中国居民膳食指南科学研究报告 (2021)》简本 [J]. 营养学报，2021, 43(2):1.

8. 王勇，王存川，朱晒红，等. 中国肥胖及 2 型糖尿病外科治疗指南 (2019 版)[J]. 中国实用外科杂志，2019(4):6.

9. 易显浩，朱晒红，李伟正，等. 减重手术改善代谢的机制 [J]. 肿瘤代谢与营养电子杂志，2021, 8(1):93-98.

10. 尹仕红. 抗肥胖药物疗效及安全性临床研究进展 [J]. 国际内分泌代谢杂志，2017,37(3):168-171.

11. Son JW, Kim S. Comprehensive Review of Current and Upcoming Anti-Obesity Drugs[J]. Diabetes Metab J. 2020,44(6):802-818.

12. Yanovski SZ, Yanovski JA. Long-term drug treatment for obesity: A systematic and clinical review[J]. JAMA, 2014,311(1):74-86.

13. 岳丽媛，刘兵. 关于中医减肥的科学传播及其问题研究——以微信中医减肥公众号为例 [J]. 科学与社会，2020,10(1):76-91.

14. Xue CC, Zhang AL, Greenwood KM, et al. Traditional Chinese medicine: an update on clinical evidence[J]. Journal of Alternative and Complementary Medicine. 2010,16(3):301-312.

第四篇

1. World Health Organization. Guideline: Sugars Intake for Adults and Children[M]. Geneva: World Health Organization, 2015.

2. 刘国良. 升糖指数与实现血糖正常化 [J]. 实用糖尿病杂志，2010,006(003):6-8.

3. 刘兰，刘英惠，杨月欣. WHO/FAO新观点：总脂肪＆脂肪酸膳食推荐摄入量[J]. 中国卫生标准管理，2010,001(003):67-71.

4. Crovetto M, Uauy R. Recommendations for cancer prevention of World Cancer Research Fund(WCRF); situational analysis for Chile[J]. Rev Med Chil,

2013,141(5):626-636.

5. 葛天佑. 中国营养科学全书 [M]. 北京：人民卫生出版社, 2004.

6. Fats and fatty acids in human nutrition. Report of an expert consultation[J]. FAO Food Nutr Pap, 2010;91:1-166.

7. 何宇纳, 翟凤英, 王志宏, 等. 中国居民膳食能量、蛋白质、脂肪的来源构成及变化 [J]. 营养学报, 2005,027(5):358-361,365.

8. 杨月欣. 中国食物成分表标准版第一册 [M]. 6 版. 北京：北京大学医学出版社, 2019.

9. 范志红. 吃出健康好身材 [M]. 北京：北京科学技术出版社, 2019.

10. Milton K. The critical role played by animal source foods in human (Homo) evolution[J]. J Nutr, 2003,133(11 Suppl 2):3886S-3892S.

11. Aiello L C , Wheeler P . The Expensive-Tissue Hypothesis: The Brain and the Digestive System in Human and Primate Evolution[J]. Current Anthropology, 2015,36(2):199-221.

12. 于冬梅, 翟凤英. 人类进化与饮食变迁 [J]. 营养健康新观察, 2004(1):9-11.

13. 约翰 .S. 艾伦. 人类与食物的演化关系 [M]. 北京：清华大学出版社, 2013.

14. 中国心理学会临床与咨询心理学专业委员会正念学组, 中国心理卫生协会认知行为治疗专业委员会正念学组. 正念干预专家共识 [J]. 中华行为医学与脑科学杂志, 2019,28(9):771-777.

15. 马克·威廉姆斯, 约翰·蒂斯代尔. 改善情绪的正念疗法 [M]. 中国人民大学出版社, 2009.

16. Koball AM, Meers MR, Storfer-Isser A, et al. Eating when bored: Revision of the Emotional Eating Scale with a focus on boredom[J]. Health Psychology, 2012,31(4):521-524.

第五篇

1. Walsh CO, Ebbeling CB, Swain JF, et al. Effects of diet composition on postprandial energy availability during weight loss maintenance[J]. PLoS One, 2013,8(3):58172.

2. Weight cycling. National Task Force on the Prevention and Treatment of Obesity[J]. JAMA, 1994,272(15):1196-1202.

3. Kalm LM, Semba RD. They starved so that others be better fed: remembering Ancel Keys and the Minnesota experiment[J]. J Nutr, 2005,135(6):1347-1352.

4. Fothergill E, Guo J, Howard L, et al. Persistent metabolic adaptation 6 years after

"The Biggest Loser" competition[J]. Obesity, 2016,24(8):1612-1619.

5. Cunningham E. What impact does plate size have on portion control[J] J Am Diet Assoc, 2011,111(9):1438.

6. Camelon KM, Hådell K, Jämsén PT, et al. The Plate Model: a visual method of teaching meal planning. DAIS Project Group. Diabetes Atherosclerosis Intervention Study[J]. J Am Diet Assoc, 1998,98(10):1155-1158.

7. U.S. Department of Health and Human Services and U.S. Department of Agriculture. 2015-2020 Dietary Guidelines for Americans. 8th Edition[EB/OL]. [2021-3-22]. https://health.gov/sites/default/files/2019-09/2015-2020_Dietary_Guidelines.pdf.

8. 邓宇虹.《2015-2020 美国居民膳食指南》新观点介绍 [J]. 中国全科医学, 2017,20(23):2811-2815.

9. Seidelmann SB, Claggett B, Cheng S, et al. Dietary carbohydrate intake and mortality: a prospective cohort study and meta-analysis. Lancet Public Health. 2018,3(9):419-428.

10. 刘志皋. 食品营养学 [M]. 北京:中国轻工业出版社，2013.

11. 中华人民共和国卫生部. GB 28050-2011《食品安全国家标准预包装食品营养标签通则》[S]. 2011. http://www.nhc.gov.cn/wjw/aqbz/201306/b78833fceab04bf8 a79676940ef8e408.shtml.

12. Ferreira AVM, Generoso SV, Teixeira AL. Do low-calorie drinks 'cheat' the enteral-brain axis[J] Curr Opin Clin Nutr, 2014,17(5): 465-470.

13. Suez J, Korem T, Zeevi D, et al. Artificial sweeteners induce glucose intolerance by altering the gut microbiota[J]. Nature, 2014, 514(7521): 181-186.

14. 村上春树. 当我谈跑步时，我谈些什么 [M]. 南海出版公司. 2009.

15. Lutter M, Nestler EJ. Homeostatic and hedonic signals interact in the regulation of food intake[J]. J Nutr, 2009,139(3):629-632.

16. 杨茜，刘佳宁，陈艳曙，等. 基于手机应用程序的膳食干预对超重或肥胖人群减重及食物成瘾的影响 [J]. 中华健康管理学杂志, 2020,014(001):55-61.

17. 中国疾控预防控制中心营养与健康所. 中国食物成分表标准版 (第 6 版第一册) [M]. 北京：北京大学医学出版社，2018:323-326.

18. Chen G, Tang Z, Guo G, et al. The Chinese version of the yale food addiction scale: an examination of its validation in a sample of female adolescents[J]. Eat Behav, 2015, 18: 97-102.

19. 王安利. 运动医学 [M]. 北京：人民体育出版社. 2007:433-435.